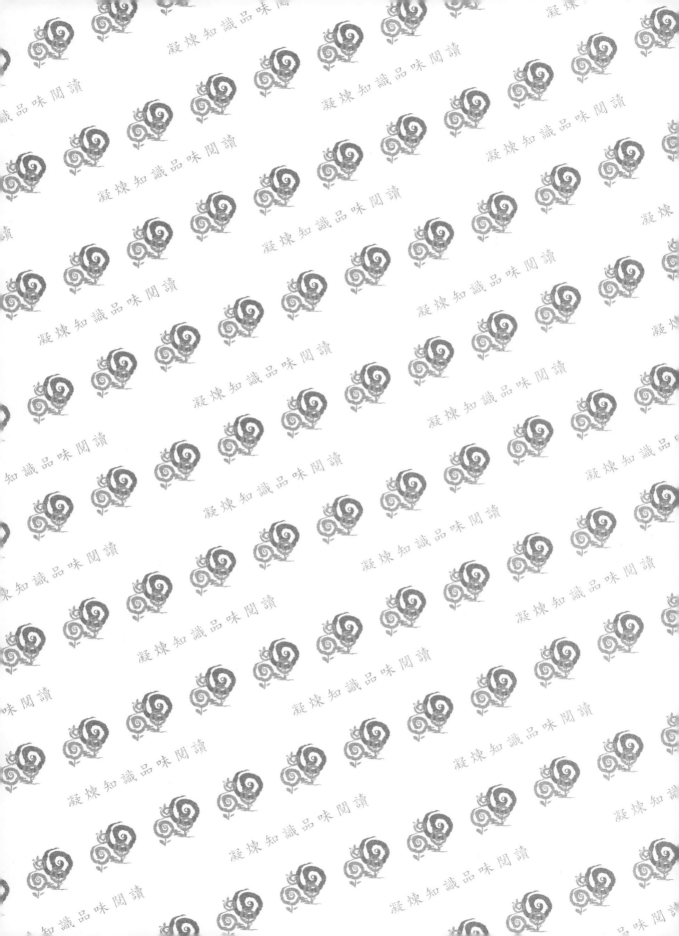

做好園藝治療的方法

Rebecca L. Haller & Christine L. Capra 編著

曹幸之、馮婉儀、陳瑞源、許榮輝 譯

Horticultural Therapy Methods:
Connecting People and Plants in Health Care,
Human Services, and Therapeutic Programs
(Second Edition)

五南圖書出版公司 印行

To Jack Kramer for showing me the power of the garden and Kateri and Hannah who continue his legacy and participate in the therapeutic healing that nature brings.

Christine L. Capra

To my parents, Deloris and Edward Haller, and my grandparents, William and Sophia Thowe, who introduced me to the wonders of the garden.

Rebecca L. Haller

綠手指，熱心腸

　　2002 年，陽明醫學院開設兩學分的「園藝治療」通識課程。連續兩年，來陽明評鑑大學教育的委員在報告書上都指出這門課有必要檢討。雖然陳建輝老師和我提供厚厚的教學課綱、講義、課程照片圖像、學生很正向的回饋和紮實感人的作業來說明，委員還是回應：「為什麼醫學生要學習種田呢？」

　　到如今，臺灣聽過、明白而接受園藝治療的人越來越多，也有學者得到政府的補助從事園藝治療研究。這些必須歸功於一些用心推動發展的先驅人士和團隊的努力，栽培了許多在地的園藝治療師在不同地方提供服務，成績斐然。在發展過程也陸續觸發一些園藝治療師負笈海外更求精進，著重園藝治療的服務對象。我們有了更多精兵。

　　2007 年，我到西雅圖的華盛頓大學建築學院交流「療癒花園」課程，忍不住申請成為景觀建築所「療癒花園」學程的學生，從此進入園藝治療研究和規劃設計的大觀園。我開了眼界，見識這門課師生研究並設計監獄花園、分娩花園、安寧花園、醫院花園、社會經濟弱勢族群的社區花園和原住民文化中心的花園，自己也著手規劃在臺南永康鬧市裡的「如一花園」。

　　在學習過程中，有幸得到多位老師手把手的牽成教導。每禮拜和 Daniel Winterbottom、Sheila Taft（提供本書附件資料）和 Roxanne Hamilton 三位老師分別見面討論；經常跟著 Sheila 到「癌症生命線之家」為病友和照顧者開設「自然藝術」課程。Roxanne 邀我到家裡使用製圖桌和工具材料。老師們也邀我和家人共進美食。Sheila 甚至幫我梳理去波士頓演講的稿子，還替我校對申請當園藝治療師的文件。因為近身學習，見證許多老師都是綠手指，自家花園繽紛芳香、生意盎然。最吸引我的是教師之間融洽又很能合作、互相欣賞打氣。

　　從認識幸之老師的第一天，就知道她決心讓更多臺灣人真正了解園藝治療。我們久久才見一次面，每次都談這件事。幸之是蔬菜學的專家，退休以

後在加州修習四門園藝治療學院的課程。這本書的翻譯是幸之多年心願的落實，編者和作者都是一時之選的資深園藝治療師。書中具體詳述身心治療、職業訓練及社交和福祉三大類型的園藝治療策略、施作步驟和記錄方法，深具指南價值。最令我敬佩的是作者嚴謹任事的態度中，蘊含著對生命的尊重關懷。

2008 年秋天，我到肯達基州的 Lexington 參加美國園藝治療協會年會，報告臺灣園藝治療的推動經驗。本書作者之一 Pam Catlin 老師和我住同一房間。Pam 談到她在許多地方用園藝治療服事有身心特殊需要的人，並且邀我有空去看看。我也分享如何陪伴振興護理之家的長輩、北護生死所的師生和遭遇家暴的姊妹。安靜的夜裡，她起身拿出一個鏤空的銀十字架手環送我；到今天我還珍藏著，提醒自己：要這樣捨得給予。

幸之邀了馮婉儀（Connie）老師、臺大園藝系同窗陳瑞源先生和許榮輝教授共同出力完成本書在臺灣的出版。Connie 是香港第一位得到美國園藝治療協會認證的園藝治療師，深具專業知識和熱情，對臺灣發展園藝治療有很高的期待。瑞源以他獨特的眼光在嘉義開拓一片「水連天地」幽境，應是實施園藝治療的好所在。榮輝老師原就專長景觀設計，和幸之在臺大首開「園藝治療」課程。

因為知道編者、作者和譯者有冷靜的大腦、俐落的行事風格、溫暖的心腸和謙卑信服上天的靈性，這本書對我有如大地般紮實，帶著泥土的溫馨。本書英文原名是《Horticultural Therapy Methods: Connecting People and Plants in Health Care, Human Services, and Therapeutic Programs》，清楚提醒我們：實施園藝治療需要用嚴謹的方法；在服務個人和社區的過程中，治療師和參與者都可以彼此聯結，不必落單。

深願我們汲取本書的知識技術，傳承人和人之間真誠合作的寬廣胸襟；在這片土地上深耕出有普世水準又具臺灣風格的園藝治療，並且結實累累。

林一真

陽明大學兼任教授

美國園藝治療協會認證園藝治療師

二十多年前臺灣開始注意園藝治療，近十餘年進行了不少這方面的研究及實務發展。香港也發展園藝治療十餘年，並且與學界密切合作多年。研究參考資源除了美國園藝治療協會期刊、美國園藝學會期刊，還有不同國家的健康照護或造園景觀領域的報告。筆者於 2012-2013 年在加州上了四門由園藝治療學院開設的園藝治療課程，每門課的同學不一定相同，一起上四門課的同學全來自加州，其他同學來自美國各州。例如，上第三門課時有位來自芬蘭的同學，是醫院護士，由於工作關係，她無法一氣呵成地把四門課修完，而必須分幾年上完四門課。

每次上課前學員須先閱讀指定教材，上課時會討論《做好園藝治療的方法》（Horticultural Therapy Methods: Connecting People and Plants in Health Care, Human Services, and Therapeutic Programs）及《園藝作為治療的原理和實務》（Horticulture as Therapy: Principles and Practice, 1998）這兩本書，依課程所讀的章節。課後作業的完成也常要參考這兩本書。想翻譯《做好園藝治療的方法》這本書，是因它第一版（2006 年）只有 153 頁，並且非常實用。筆者有機會修習美國園藝治療協會認可的培訓課程，但不是每位想投入這「助人的專業」——園藝治療的年輕人都有這樣的因緣際會，這涉及時間安排、路程、花費及語言表達的需要，在在都要付出及配合。假如這些教材能變成中文，是不是能嘉惠更多有需要的讀者呢？

美國園藝治療協會每年在十月舉辦年會，2018 年 10 月 3 日——年會的前一天，園藝治療學院（設於科羅拉多州丹佛市）特別在丹佛植物園為香港園藝治療協會開辦一個工作坊，主題是：「Evidence-based measurement tools in horticultural therapy」。坐在我們對面的兩位學員是來自黑龍江省哈

爾濱市，其他還有來自美國各地及加拿大的學員。我們趁休息時間找機會和園藝治療學院的專案經理 Christine L. Capra 當面表達我們想翻譯她和主持人 Rebecca L. Haller 編著的這本《做好園藝治療的方法》；當時五南圖書出版公司已在接洽有關版權的授權事宜，因此 Christine 說知道此事，我們也請她代向 Rebecca 致意。

　　譯者們都走過臺灣園藝治療發展的道路，彼此是多年的工作夥伴，對這件翻譯任務只有想把它做好的使命感和熱情。到了要開始工作前，才知本書已有第二版（2017 年），內容增加並修訂成 188 頁，便順理成章翻譯了第二版。

　　本書內容大要及增訂目的已在編者們的序說明，譯稿多處經香港園藝治療協會成員郭翰琛先生及梁淑群女士修改更好。港、臺兩地一些專有名詞其實用語不同，因此會斟酌、並列兩種說法；另外，書內度量衡單位一律以公制表示以符合實際。最後，林木泉博士（現為一粒麥子基金會執行長）是最早想翻譯本書的人，這是他繼翻譯《園藝治療入門》（2008 年洪葉文化出版社出版）之後的下一個目標；希望我們所做的符合他的期望。

　　本書內容及質量顯示「園藝治療」正在成熟發展，成為國際健康照護社群中的重要一環。個人有機會在過去五十年見證並參與「園藝治療」的演變，看到它由一個完全是園藝志工帶領的活動，到現在成為獲得認可的治療模式，有著訓練有素並有註冊資格的專業人員。看到這本書寫得清楚簡明，並合適專業人員及志工用的書，感到非常欣慰。

　　本書對服務於健康照護領域及園藝領域的教育人員都適用，它給園藝治療基本原理及技術，提供了極佳的架構。同時，帶領讀者接觸其他的資訊資源，並挑戰讀者為園藝治療未來的成長做準備。

　　本書作者都是經驗豐富的實踐者與教育者，因此，他們能夠認明並探索出關鍵問題，可以幫助進入園藝治療的個人，不論是健康照護或園藝領域的專業人員或志工，來瞭解園藝治療的理論、應用及影響。本書對園藝治療的成長有重要貢獻；筆者欣賞作者們憑著其奉獻投入，獲得園藝治療的深厚技能和知識，並將之分享出去。

Paula Diane Relf

維吉尼亞理工大學（Virginia Tech University）榮譽教授

「人與植物議會」（People Plant Council）前主席

編者自序

本書是 2006 年第一版的修訂版，兩版都爲了增進以園藝作爲治療及人類發展的價值，敘述在實務進行上的過程和技術。有些章節的修訂和擴充是爲了反映當前在園藝治療領域中，包括，職業型、治療型，和福祉型方案所用的術語和實務操作。新加的一章「活動課程節次」指導治療師對此的必要技巧。附錄做了較大的修訂，特別是增加了大量園藝治療處理策略；書中加入圖像以強化閱讀經驗，並且顯示多種園藝治療情境和操作類型。

編者們依據多年的經驗和教學，希望鼓勵讀者充分利用本書所敘述的過程和技術，這些都已受到相關專業的廣泛接受。本書適合作爲參考書，可重複使用，幫助學生、教師，和帶領園藝治療活動者，提供有效並受尊重的課程。本書也對那些採用園藝治療的健康照護和公共服務的專業人員有用，以及社區園藝方案帶領人和認眞的非專業人士，諸如志工和「園藝大師」們（master gardeners）都適用。

爲簡單起見，本書用「服務對象」一詞指接受園藝治療服務的人士，是想以一個總括的名詞來指任何參與園藝治療及計畫的對象，如使用者、受刑人、機構住民、病患、實習生或學生。讓讀者記得：服務對象是首要及最重要的、是有獨特性的人，而非只是符號或標籤。而用 HT 作爲「園藝治療」或「園藝治療師」的縮寫或簡稱。用「治療性園藝」（therapeutic horticulture）和「社區園藝」（community horticulture）名稱，來指支持人們或社區發展的園藝方案，並不需要採用處置規劃或處置目標。這些類型的方案領導人並不一定要使用本書敘述的所有方法，然而若根據本書的步驟提要來做，將因有規劃、帶領，和記錄結果而獲益。

　　本書內文分成六章，補充材料放在附錄。第一章，設立綱要來討論隨後的各節技術，也提供了專業形塑的背景和園藝治療如何界定。第二章，概述園藝治療方案的處理過程。第三章，指導讀者如何做活動規劃，還有選擇及安排園藝任務的時程。第四章，涵蓋和計畫參與者一起工作的資訊，以及對治療師、訓練者，和方案協助者都很重要的一些技術。新加的第五章，帶領讀者規劃一節園藝治療活動課程的全部過程。最後，第六章，是記錄處置過程及結果的推論和方向。附錄，包括用在處置過程的文件格式和範例，以及書寫目標和選擇相應的活動和處置策略的想法。希望讀者能應用這些範例來幫助他們在進行園藝治療的機構，設計適當的活動課程和紀錄。

　　在每章的最後列出參考書目，讓讀者可以延伸探究所涵蓋的課題。本書重點包含，做處置規劃、服務對象互動，以及活動選擇所要的技術，這些都是實務上的基本細節。本書並不代表園藝治療領域的綜合大全；園藝治療也要求別的技能：在方案管理、發展、資金上、庭園設計、使園圃方便進行園藝實作的技術，和機構管理。要瞭解並服務園藝治療方案的對象，具備更深入的教育和經驗是達成最大效益所不可少的。參閱美國園藝治療協會（www.ahta.org）所列的「核心課程」（Core Curriculum）有關園藝治療繼續學習的推薦課題。

　　讀者應接受在許多表述的課題上、專業內有不同觀點的事實。本書所呈現的觀點代表每位作者的看法，並不必然代表美國園藝治療協會或任何其他專業性組織的官方意見。

　　編者們希望本書提供的訊息能促進園藝在治療、復健，和福祉上的利用，使持續在執業上、範圍上和認可上發展，讓更多人能感受它的益處。

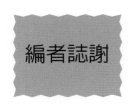

編者誌謝

本書得以產生要感謝許多人的努力，特別是作者們，Pam Catlin、Karen Kennedy 和 Sarah Sieradzki 為本書提供了她們在園藝治療領域很棒的經驗和領悟；Jay Rice 貢獻他對園藝治療實務上的用心思考；還有 Heather Benson 的研究及彙編園藝治療技能。

感謝我的兒子 Shawn Cremer 分享他和自然的熱情關係；謝謝 Moss Cremer 的一路支持與耐心。感謝 Christine Kramer 這麼長的一段時間，以勇氣、決心和能力與我一起工作──先是一起在丹佛植物園（科羅拉多州丹佛市）做園藝治療，後來在 2002 年一起開辦了「園藝治療學院」（Horticultural Therapy Institute），至最近一起編著本書。沒有她的鼓勵和組織力，我們不可能完成。

我也感謝這些年所教過的園藝治療的學生，讓我教得很愉快；他們是一群非常堅毅的人。也感謝已故的 Richard H. Mattson 教授，是他激勵我和發展障礙的服務對象一起工作，Mattson 教授也是我的園藝治療導師；感謝 Bruce Christensen 是第一個僱用我做園藝治療師，並啟發我去尊重在我們計畫中的人。還有謝謝「山谷發展服務」（Mountain Valley Developmental Services，在科羅拉多州 Glenwood Springs）及「大湖泊發展中心」（Big Lakes-Developmental Center，在堪薩斯州）的工作人員教導了我許多。最後，我要感謝所有我在園藝治療方案服務過的人們。

Rebecca L. Haller

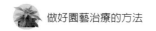

　　自 1994 年我遇到 Rebecca Haller 就一直佩服她在園藝治療的奉獻和傳揚園藝治療的無窮精力。在她腦中最先想到的總是如何給學生最優良的園藝治療教導。我相信她成功了，而這本書就是她那份強烈承諾的延伸，要幫助造就在園藝治療領域的領袖。我很高興能向這麼優秀的人學習並一起做事。另外要感謝我以前在 *Denver Catholic Register* 的編輯 James Fielder，他是我在這個領域工作所遇過最好的編輯，祝福 Jim。最後感謝我的雙親 Josephine 和 Jerry Capra，他們總是相信我的能力，還有我最了不起的啦啦隊長——外婆 Angelina Durando。

Christine L. Capra

編者介紹

Rebecca L. Haller

於 1978 年由 Kansas State University 獲得園藝治療碩士後，就一直從事園藝治療的實務與教學。現爲園藝治療學院（在科羅拉多州丹佛市）主持人；辦理工作坊，與 Colorado State University 合作授課，給新的或進行中的園藝治療方案提供諮詢。

在丹佛植物園時，Rebecca Haller 設計並教導一系列的園藝治療專業課程，管理感官（知覺）花園（sensory garden），並創造方案給失能者。她在科羅拉多州的 Glenwood Springs 爲有發展障礙的成年人建立就業型園藝治療方案，經過二十多年，該方案仍在成長運作。她擔任過美國園藝治療協會（AHTA）的主席、祕書及理監事，也是教育和專業標準有關的小組成員。

2005 年獲美國園藝學會的園藝治療獎，2009 年獲美國園藝治療協會出版獎，2015 年再獲同協會的事業獎（Rhea McCandliss Professional Service Award），在下列書刊發表文章或主筆章節：*HortTechnology, Horticulture as Therapy：Principles and Practice, Horticultural Therapy and the Older Adult-Population, Towards a New Millennium in People-Plant Relationships, AHTA News Magazine* 及 *The Public Garden*。

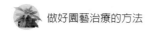

Christine L. Capra

是園藝治療學院的專案管理人，她與 Rebecca L. Haller 共同於 2002 年成立園藝治療學院，並持續開設獲認可的園藝治療教育課程，學生來自全美各地及海外。在這之前，她是丹佛植物園的園藝治療計畫方案協調人。

畢業於丹佛市的 Metropolitan State University 新聞系，發表文章於多種刊物，包括：*OT Weekly*, *Mountain Plain and Garden*, *Green Thumb News*, *People-Plant Connection*, *AHTA News*, *GrowthPoint*, *The Community Gardener*, *Health and Gardens*, *Colorado Gardener*, *Our Sunday Visitor* 及 *Jardins*。她做過 *Denver Catholic Register* 報紙的記者多年，獲得「專業新聞記者學會」（Society of Professional Journalists）、「天主教出版協會」（Catholic Press Association）及「科羅拉多出版協會」（Colorado Press Association）頒發寫作獎。於 2009 年，獲美國園藝治療協會頒發出版獎。

作者群介紹

Pamela Catlin

　　自 1976 年就做園藝治療，對亞利桑那州、伊利諾州、奧勒岡州及華盛頓州成立園藝治療方案多所助益。目前她是 Margaret T. Morris 中心的成人照護服務的園藝治療主持人，服務的對象是阿茲海默症及其他類型喪失記憶的成人。她也在 Susan J. Rheem 成人日間中心（在亞利桑那州的 Prescott 及 Prescott Valley）服務身體、精神和情緒上有困難的成年人。

　　Pamela 除了是園藝治療學院的教師，也是 Prescott 大學（二年制）的導師及講師，督導申請園藝治療師註冊資格前的實務實習，並執行園藝治療方案的私人承包或合同。她是 *Horticulture as Therapy*：*Principles and Practice*（Simon and Straus）及 *Horticultural Therapy Methods*: *Making Connections in Health Care, Human Service, and Community Programs*（Haller and Kramer）兩書的作者之一，她另寫有 *The Growing Difference*: *Natural Success Through Horticulture-Based Programming* 一書。

　　Pamela 是許多由美國園藝治療協會、American Therapeutic Recreation Association、National Adult Day Services Association 及 Pioneer Network 等組織主辦會議及討論會的演講者。

Karen L. Kennedy

　　自 1986 年就一直積極從事於園藝治療，展開計畫給多種失能、疾病及生活狀況的服務對象。在霍頓樹木園（The Holden Arboretum，在俄亥俄州）經管園藝治療及健康福祉方案達二十三年，現為私人園藝治療合約承包及諮詢顧問，開發教育材料並教學。Karen 是園藝治療學院的教師，也因喜愛植

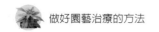

物，擔任香草學會（The Herb Society of America）的教育協調人（Education Coordinator）。她常出席區域性及全國性專業討論會議，是美國園藝治療協會理監事及委員會成員。

Karen 喜歡寫作，是園藝治療教科書 *Horticulture as Therapy*：*Principles and Practice*（Simon and Straus）及 *Horticultural Therapy Methods*: *Making Connections in Health Care, Human Service, and Community Programs*（Haller and Kramer）一些章節的作者，撰寫 *Public Garden Management*（Lee）中的園藝治療附錄。

於 1994 年獲美國園藝治療協會頒發事業獎，於 2009 年獲美國園藝學會頒發園藝治療獎。Karen 畢業於 Kansas State University 園藝治療系。

Sarah G. Sieradzki

於 1976 年畢業於印第安納大學職能治療系，在特殊教育工作，自 1986 年即專長於精神健康實務。現為俄亥俄州克里夫蘭市教學醫療中心（University Hospitals Case Medical Center）精神健康職能治療部門的臨床專業員。Sarah 自 1992 年就積極自我充實園藝治療方面的教育及經歷，並在地方性、州級及全國性的會議上，就園藝治療進行演講。她在霍頓樹木園與人共同帶領一個園藝治療支持團體，完成園藝治療證書課程，並於 2008 年成為註冊園藝治療師。

自 2012 年就在 Cleveland State University 職能治療碩士班教學，也在克里夫蘭市的社區大學（Cuyahoga Community College）物理治療助理班教學。她自 2011 年就是密西根園藝治療協會的理監事。

合作撰稿者介紹

Heather G. Benson

現為明尼蘇達大學治療型園藝計畫經理，是位教師、園藝師。她的服務對象有：特殊教育學生、發展障礙的成人及有進食障礙、帕金森症或失智的患者。Heather 於 2013 年回到明尼蘇達州之前，一直在舊金山灣區的城市機構服務，推動治療型方案給多種服務對象。她整合公立學校的園藝計畫，提供治療型園藝給特殊教育學生，並在社區花園經管「課後班」。

Jay Stone Rice

是園藝治療學院的教師。他是舊金山警察部門一個創新、探索性園藝計畫的主要研究者，探索園藝計畫的效果及早期創傷（trauma）對郡級監獄囚犯的衝擊。萊斯（Rice）博士寫過有關內城（inner city）居民家庭創傷的社會生態、創傷和物質濫用及犯罪的關係、園藝作為一種介入處置、人與植物關係的神經生物學，和瞭解我們的人性等報告。他對生態敏感治療方案的開發或發展提供諮商；他是一名家庭治療師，在加州聖拉斐爾（San Rafael）執業。

CONTENTS · 目錄

第一章　園藝治療綱要　001

第二章　目標設定及處理規劃過程　029

第一章

園藝治療綱要

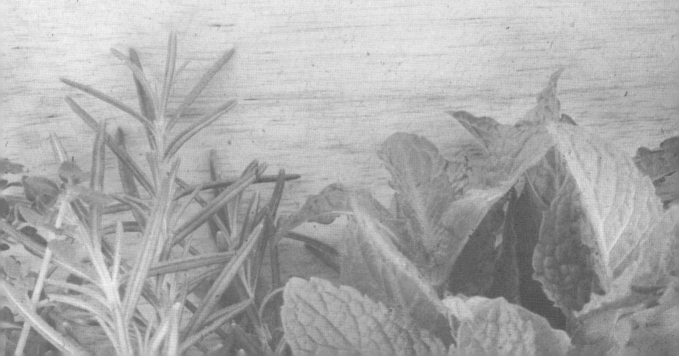

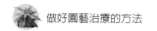

引　言

> 能召喚園丁去花園的，必是強烈、原始並能無限回報的呼喚。
>
> Lauren Springer《堅毅勇為的園丁，1994》

　　園藝治療帶給服務對象、園藝治療師和前來接觸植物生長環境的人們，正向、有回報的體驗。參與這些活動項目的人會直覺地知道，連結自然帶來許多益處和喜樂（圖 1.1）。除了看得見的正向效果外，還有源自更深層的內在「拉力」來吸引參與園藝治療活動。在其提升生活（life-enhancing）實務的表面下，是園藝治療師應用一些刻意安排的步驟，提供療癒性方案。園藝治療是新興的專業，它持續借重許多相關的保健和公共服務領域——特別是心理學、職能治療、職業重建、社會工作、休閒治療，和教育的技術。這些領域和其他公共服務所應用的理論和步驟，已有許多文獻發表。操作的理

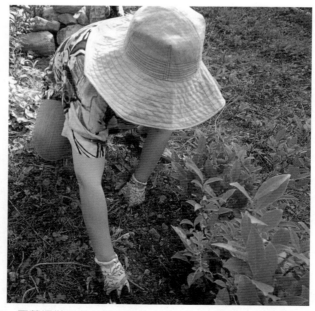

圖 1.1　園藝提供了與自然的連結。（相片由香港園藝治療協會提供）

論基礎因機構／環境（setting）、對象（population），和治療方式而異。雖然如此，所用的基本程序在各領域間非常相似。園藝治療從業者採用這些公認的處理程序，會使服務品質和整體專業形象都有正面效果。

　　本章提出此專業服務的架構，便於後面依分段討論其程序和技術。本章涵蓋了形塑園藝治療專業的事項及系統、園藝治療的工作界定、計畫型式和服務對象的概觀，及以園藝作為治療媒介的重要性。

專業的形塑

　　園藝治療的發展來自 1800 年代的一個信念，即在農場園地工作對精神疾患有益；到 1900 年代初，開始使用園藝作為物理復健的活動和治療；到 2000 年，多種活動類型，出現在不同機構。所以已有很多影響著、並持續形塑園藝治療專業的個體，包括：執業人員（practitioners）、教育人員（educators）、研究人員（researchers）、專業協會（professional associations）、志工（volunteers）、監管單位（regulators）和雇主（employers）及服務對象（clients）或參與者（participants）。

執業人員

　　自從 1900 年代中期，園藝治療就已由精神健康專業人員、職能治療師、物理復健專業人員、提供就業服務以及其他公共服務的提供者所採用。在有些機構為了給服務對象最好的效果和利益，園藝治療師和合作的專業人員會密切配合、共同治療。本專業的特色是執業人員普遍願意自由分享資訊，對新的想法和做法持開放態度。多元的專業人員及其創意和付出，大大成就了健康的作業模式。

教育人員

　　園藝治療的教育和培訓課程帶領了研究的努力，透過課程內容協助界定本專業，而且建立了有代表性的認證標準。過去到現在，大部分的教育課程

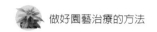

均設在大專院校的園藝系、植物系，或是在園藝治療的證書課程，而很少設在人文科學或健康照護機構。為使那些想在健康照護或社會服務領域工作的園藝治療師，具有跨領域的能力，未來的課程內容也須含有均衡比例的公共服務和社會科學（Starling et al. 2014）（圖 1.2）。

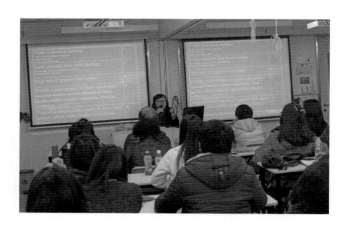

圖 1.2　教育課程和培訓協助形塑園藝治療專業。（相片由香港園藝治療協會提供）

研究人員

在過去五十年中報導了許多有關園藝治療益處的軼事。雖然也有一些研究紀錄成果和功效，但數量比軼事少了很多。毋庸置疑，本專業須要有力的研究做基礎。相關領域的執業人員、教育人員，和研究者必須以嚴謹的社會科學方法合作研究，並發表報告。這對未來取得經費、就業，和優質的執業相當重要。

專業協會

在美國，美國園藝治療協會（American Horticultural Therapy Association, AHTA）及其區域分會透過刊物、研討會，和網路來傳達資訊。為了園藝治療的執業發展、擴大就業機會，將來應加強對健康照護及公共服務的提供業主、監管機關以及保險業者，做強力宣傳和推廣（Haller 2003）。

美國園藝治療協會的另一項重要活動是建立和管理一套認證系統。目

前這是根據跨領域教育和督導實習的自發性專業註冊系統。該系統已認知到有園藝治療的大學學位很少，因此已先對許多不同的教育和經歷背景給予認證。AHTA 計畫未來的標準，將包括工作知識和技巧的證照考試（Starling et al. 2014）。

全球包括加拿大、日本、澳洲、英國，和其他國家都有相同的協會組織。

志　工

自 1900 中葉，志工已把園藝活動帶給監獄、醫院、長期照護中心等機構的住民——通常是免費服務。園藝俱樂部會員和園藝大師（master gardener）以他們在園藝的訓練和經驗，十分積極地展開一些計畫。由於很少要求他們要受過健康照護或公共服務的教育，因此這些活動的療癒作用就不一定。若能區別園藝治療計畫及清楚定位志工服務的金額，應有助於消除行政人員及可能的雇主們的疑惑。在受過訓練的園藝治療師帶領下，有志工作為資源，計畫就有永續性和效果。

監管單位和雇主

雇主通常會去尋求補助款來執行園藝治療計畫。私人捐助的金錢、資材和人力、出售植物產品的收入，和活動津貼等，這些都是重要的經費來源。在健康照護領域，保險公司對園藝治療服務的支付有嚴格的規定，它必須屬於訓練或共同處理（co-treatment）性質。

為了使園藝治療的施行能被行政單位、保險業者，和監管單位認定是有效的、值得付費的服務，必須採取下列全國性的聯合行動：建立堅強的研究基礎，應用標準的作業程序，設立嚴謹的認證系統，及宣傳園藝治療的專業。

服務對象／參與者

服務於園藝治療計畫的人扮演著如何展開計畫的角色。隨著以服務對象為中心的照護趨勢，相關人士會主導處理計畫和選擇治療方式、安置地點，和活動項目的目的。當消費者愈能瞭解把園藝作為治療和復健工具的益處時，他們愈有可能會選擇提供此服務的組織。比如，消費者或許傾向於住在

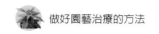

有園藝作為活動選項的療養院（assisted-living facility）或長期照護機構。這就會給該組織／機構有利的競爭力，及成為持續或擴大園藝治療服務的推動力。

園藝治療的界定

就像對一個相當新興、有多元應用的專業的預期，目前已有全方位的園藝治療定義發表。由嚴謹、採用健康照護專有術語的園藝治療釋義，到廣泛包括任何有益的園藝體驗都有（Dorn and Relf 1995）。近年來的作者一般會較狹義地界定園藝治療，而用別的術語來描述，一般民眾由園藝活動和被動欣賞花園所得的正面效益（Matsuo 1992, Sempik et al. 2003, Diehl 2007）。2007 年，美國 AHTA 描述了四類園藝治療計畫，包括：園藝治療（horticultural therapy）、治療性園藝／療癒性園藝（therapeutic horticulture）、社交性園藝（social horticulture），和就業性園藝（vocational horticulture）（Diehl 2007）。現在一些園藝治療師把他們的計畫視為「治療性園藝」，特別是那些包括主動及／或被動地參與植物相關活動，但沒有專注於臨床定義的處理目的。英國 Thrive（繁盛）園藝組織對所有為促進健康及福祉（wellness）的各類型計畫，都用「社交和治療性園藝」（social and therapeutic horticulture）來描述（Thrive 2015）。

以下為 AHTA 所描述的定義，呈現園藝治療的多面向：

> 園藝治療是以服務對象為中心、採用園藝活動為處理／治療模式的專業，以達成參與者的特定療癒或復健目的。就是提高服務對象的社交、認知、身／心功能以達至最大，及／或增強一般健康和福祉。

本定義包涵了 Dorn and Rolf（1995）所述的三要素：服務對象、治療目的，和處理活動。園藝治療的實施是服務**特定的對象群體**（認定有治療或復健需求），是**目的導向**（依據標準的處理程序），和以**植物栽培**為主要的活

動。作者們陳述此三要素必須同時呈現的重要性，以此區分園藝治療和其他類型的園藝互動。在園藝治療的圖表模式中，Mattson 明示在園藝治療活動進行中，**服務對象、園藝治療師**，和植物間的各種互動（Mattson 1982）。訓練有素的園藝治療師就是模式中的主要元素，具有以植物來推動治療過程的技巧。

這些稍早的模式做了調適，呈現服務對象為園藝治療互動過程中的中心（圖 1.3）。服務對象在這處理過程中既是接受者也是引發者（initiator），在這模式中，有四個要素，即服務對象、目的、治療師，和植物。服務對象是接受服務者，通常是被認定須要介入處理（intervention）以改善其認知、情緒、身體，或社交功能的人。處理目的是由服務對象和處理團隊所訂定的長程及短程目標。治療師是經過訓練的專業人員，以園藝作為治療、復健，和增進福祉的模式。圖 1.3 中植物表示提供服務對象療癒機會的田園和植物相關活動／任務。

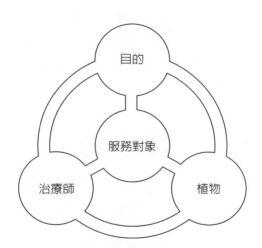

圖 1.3　園藝治療實務：要素和過程。

四個要素間有相互連通的途徑。園療師可透過植物或直接接觸與服務對象互動。選用符合服務對象目的之植物活動。服務對象位處圖示的中心，與其他要素都有互動，是園藝治療活動過程中的焦點。

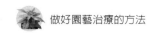

　　必須強調，園藝治療是有目的的園藝活動或工作——培育植物。被動的欣賞花園和植物可以是計畫的一部分，但不能沒有積極參與的活動。同樣重要的是：訓練有素的園療師的導引、判別，和創意，以及明訂的活動目標，才能從人與植物互動的園藝治療計畫中成就最大益處。

　　希望此界定有助於從業者知道，何時及是否能將他們的工作定義為園藝治療。沒有目的和處理程序的園藝活動計畫，雖然有益，但一般不算園藝治療。積極參與園藝治療過程的治療師，會負責規劃處理、開發活動課程、跟服務對象互動，和做結果紀錄。

　　園藝治療各要素相關的技術和手法見於本章後面。這些培訓資料立基在如前述定義的園藝治療——一種處理模式，用意也希望可強化以園藝作為工具、用於療癒、社區發展，和其他非臨床益處者的作業技能。例如，一個社區園藝召集人，為高風險少年運作的計畫，寫了清楚的目標及記錄結果，會大有好處。雖然這種社區園藝計畫或許不在園藝治療的嚴格定義內，但他們共同的焦點都在於人群的受益，而非在於栽培植物或植物生理學。採用本書所陳述的基本方法，將有助於社區園藝計畫帶領者確認意向、計畫的努力能聚焦而得到可量測的成果。除了服務更有效外，還能得到新的或延續經費資助及其他支持的機會（陳示 1-1）。

陳示 1.1　園藝治療實務：社區園藝

　　本書中「社區園藝」是指：用園藝，透過個人和社區的發展來改善生活品質的計畫。使用的場所基地有社區田園和溫室、學校園圃、都市綠化地、自然中心、好康花園（healing garden），和鄉村發展計畫。社區園藝目的和園藝治療計畫一樣，所提供的服務有益於人們，包括認知、心理、身體，和社交效益。在操作實務上，社區園藝計畫、治療性園藝和園藝治療之間沒有清楚的分界。

計畫的機構、類型和目的

　　園藝治療計畫依規模、機構環境（settings）、目的，和處理方法而異。這些差異會表現出不同的吸引力和承擔力。像是，從窗臺上擺放幾棵植物的不常有課程活動，到全天候的課程和整年性的生長設施都有，可依各機構需求和資源來採用。

機構／環境

　　園藝治療計畫涉及健康照護、公共服務、健康促進／福祉，和社區發展。計畫機構包括有：復健醫院、精神健康機構、爲失能者設立的職業訓練中心、矯正機構、長期照護機構和療養院、學校和社區田園。而即使在同一機構內，計畫目的也可能不同。例如，在復健機構，園藝治療計畫可以幫助患者重獲生活及工作或認知技能，或幫助患者在情緒上應對生活改變的缺失，提供導引和接觸新的休閒活動以增進生活品質，或成爲改善社交互動的一個公開平臺。在學校環境，有發展性障礙的學生可以參與園藝治療課程活動，來增進工作習慣、社交技巧，或認知過程；而有行爲問題的兒童可參與園藝操作，來學習合宜的社交行爲、溝通技巧，和壓力管理對策。

類　型

　　計畫可分三個類型（Haller 1998）：就業型、治療型，和社交型。就業型計畫力求能影響服務對象的就業成效，改善工作熟練度和就業機會。通常就會影響在工作環境成功的各樣技能，即包括在認知、身體，和社會心理方面，做復健或訓練。許多計畫可運用任務導向的作業方法，來建立和強化服務對象的能力，以成功投入於社群和工作環境。治療型計畫也可有任務導向的作法，重點是使服務對象從精神或身體的疾病或受傷得到復元。本類型計畫也是解決廣泛的全人問題，以醫療模式爲本，力求服務對象的最適身心健康。第三類型的社交或福祉型園藝治療計畫，是爲改善參與者的一般健康及／或生活品質。計畫是全方位的，通常是自我導向來面對部分或所有面向的

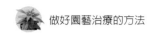

福祉議題，諸如在生活中的職能、身體、社交、智能、精神和情緒面向（National Wellness Institute 2015）。這三類型都支持個人在成長過程中去實現他們的全部潛能（見陳示 1.2 選擇計畫類型的範例）。

陳示 1.2　園藝治療實務：找到對的定位

　　當我受邀去爲腦部受創傷成人的就業前日間安置機構，設立新的園藝治療計畫時，首先就是要決定園藝治療在整體計畫中的利基／定位或角色。園藝治療能爲推動自我照顧，提供身心福祉的元素，提出對復原管理的對應技能，是自我表達的一個創意出口，或提供機會加強就業技能。

　　與計畫主持人會談，幫助我瞭解她對整個計畫的願景、服務對象的背景資料及平均停留時間，和服務對象「結業」後接下來的腳步。她分享了計畫的核心組成，包括，每日生活技能、個人的適應訓練、健康和福祉，及就業技能。

　　在觀察已有的團體課程後，我們決定園藝治療要以訓練就業爲焦點。以小型事業的方式運作，服務對象選定主題，生產一些植物供每年數次的販售。規劃、組織，和做預算都算是任務。服務對象的目的和近程目標重點在基本的工作技能，包括，堅持品質標準、耐力，能與督導者配合，與同工和樂相處，以及發展代償策略。由計畫所有專業人員的每月團隊會議，一起來評估參與者的進步情形。

由 K. Kennedy 提供

目　的

　　在每種計畫類型的服務對象可以致力於某特定目的；會受園藝治療服務影響的發展領域分成，認知（智能）、情緒、社交，和體能方面，可以是某幾方面，也可能是所有方面的目的（Olszowy 1978）。依計畫類型和服務

對象個人，所著重的目的會不同。園藝治療關注在個體及其全人的需要和目標，不是在特定疾病、診斷，或失能。

園藝治療利用園藝活動來促成計畫參與者的改變。活動的目的和重點，會因計畫類型和特定處理目標而異。Hagedorn（1995）給這「活動應用的用途」指出五項重點：即針對產品、過程、勝任的表現、個人與他人的互動，和與環境的互動。在園藝治療實務，每種途徑都有它的優點和用途。

著重在產品，即活動的最後結果，會給參與者帶來意義和動力。生長良好的窗臺植物或櫻桃番茄的採收，都是很划算的產品，給服務對象帶來療癒效益。這使服務對象願意來參與也會珍惜這種經驗。

著重在活動的過程，可以達成治療目的。園藝治療計畫通常採用的活動過程本身，就能引發情緒或專注力的改善。參與者在園藝操作過程中的投入，會經歷忘我（Hagedorn 1995）或入迷（Kaplan and Kaplan 1989），即此刻是毫不費力的全然專注，而從精神疲乏得到恢復。

透過在活動中的勝任表現，參與者可開始改善自我概念（self-concepts），也可由其真實的或認為的能力和控制感方面的負面循環，掙脫出來。這些內在的改變能夠催化其他治療上和發展上的改善。透過參與園藝活動，可能就種下了改變的種子。例如，病患或許更能接納其他的治療介入，而在不同方面有所進展。獄友可能會意識到自己在學校或工作上能夠成功，終而帶向園藝方案以外的自我提升。

園藝活動可能作為改善社交互動很有效的手法。透過安排，活動可激勵參與者之間的合作和溝通交流，建立服務對象和治療師之間的關係。如陳示1.3 所示，透過分擔園藝工作，就可輕易降低溝通的障礙。

參與者透過活動，能和環境互動，進而造成環境某方面的改變。在園藝環境中，與自然互動時個人也會受到積極影響，有成長、復元，和享受的機會（Kaplan and Kaplan 1989, Neuberger 2008）。

有關園藝治療機構、計畫類型，和目的更詳細的描述，可見《園藝作為治療的原理和實務》（Horticulture as Therapy: Principles and Practice, Simson and Straus 1998）一書。

陳示 1.3　園藝治療實務：推動改變

改善社交互動經常是團體活動所重視的目的，例如：

- 目的：改善溝通技巧，包括在談話或引發交談時的眼神接觸。
- 任務：設置一處新的夏季園圃。
- 過程：團員一起討論適當的園圃地點、栽種什麼植物，和準備基地的必要步驟。基地的整備以及植栽工作會分開步驟，並由參與者分擔。整個過程可能要經過好幾次課程活動，依每次時間多久和團體的水準而定。在這設園過程中的每一步驟，都給參與者許多機會，來注意他們的溝通技巧目的。

由 K. Kennedy 提供

認識服務對象

　　為能規劃並貫徹合適、有效的園藝治療方案，先要瞭解所服務的對象族群。他們各種健康醫療狀況和失能的原因、效果，及進展，對於理解這些狀況如何影響個人的功能和整體福祉，特別有用。這些知識會影響治療師每日的推理、決定，和互動。

　　在治療規劃上，園藝治療師必須對特定類型的疾病或障礙有足夠的瞭解，最重要的是瞭解參與者個人，從而開發適合他的可行活動或對應方案。同樣的，活動空間的安排或結構必須建置在服務對象的需要和能力上。這才能讓服務對象去接近這空間和活動，從而體驗合宜的挑戰以及解決問題的機會。

　　安全考量也建立在對參與者體能、認知技能及限制上的瞭解。園藝作為媒介，由於工具使用、肢體運用、曝曬於陽光和氣候、栽培有毒植物，以及使用有毒或有害的活動材料等因素，可能存在安全上的風險。提出的選項必須注意每位服務對象有什麼可以或不可以接受的風險。有許多情形須要創意來降低危險。（表 1.1 對記憶缺損長者，有一些解決其安全課題的範例。）

　　如果園藝治療師熟悉影響特定人群溝通的關鍵特徵時，將會增進治療師和服務對象間的互動。例如，對有智能障礙的成人使用簡單而適當的成人語言，溝通就有效率。對有聽覺障礙者，治療師要說話清楚並直接看著服務對象。與經歷腦部受創的人溝通時，或許可提供書面或畫圖指示來強化口頭說明。

　　《園藝作為治療的原理和實務》一書的第二部分：「園藝治療的特殊人群」有對各種服務對象人群的實際描述。要知道診斷類群、症狀、功能限制和對治療的意義，詳見《療癒休憩和失能本質》（Therapeutic Recreation and the Nature of Disabilities, Mobily and MacNeil 2002）。在園藝治療遇到的許多主要人群已敘述在《職能治療——評估指南》（Pocket Guide to Assessment in Occupational Therapy, Paul and Orchanian 2003）一書，包括他們體能上、社會心理、老人學、兒童學，和發展上的診斷，對每種情況的起因、症狀，及後果有摘要敘述。

　　除了以上資訊外，治療師須要去瞭解服務對象的經歷和社交系統，如陳示 1.4。有一般人群的背景資料、加上同理心和對每位服務對象的特定資訊，是有效園藝治療計畫所必需。

表 1.1　園藝治療實務：安全預防措施

問題	解決方法
易曬傷	• 確定參與者有防曬霜、長袖、帽子及太陽眼鏡 • 活動盡可能安排在園區的陰涼處，或不要安排在有大太陽時
可能誤食非食物的東西	• 使用無毒植物及裝備
走路拖著腳步	• 使用水管架來收置水管，不要留在步道上 • 地表鋪平或夯實／堅固
無方向感或混淆	• 設置環形的無尾步道
判斷力缺損	• 限制拿到銳利的工具

來源：由 K. Kennedy 提供。
備註：安全預防措施會因計畫單位和服務對象的需求而異，對問題設想周到和規劃有創意的解決方案很重要。

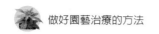

陳示 1.4　園藝治療實務：瞭解服務對象
　　　　　——符合生態性、同理心的有利點

　　自體心理學（self-psychology）的發起人 Heinz Kohut 提出：同理心提供我們一個對自我——全人方式又非常重要——的體驗（Baker and Baker 1987, Kohut et al. 1984）。他把同理心界定為有接受的能力去瞭解別人的經驗，並有才智把這經驗反照回到自己。想想看，你認識的人從你身上感受到一些特質時，雖然你可能從來沒有這樣想過自己，但你馬上會感受到他（或她）對你說的是事實。在這些反映的時刻，我們會展開一個對自己較全面的看法，以及因為我們被看到而感到自己更重要和更有價值。Kohut 提出，透過我們的生活，我們與他人的同理心連結會強化我們心理上的幸福感。

　　同理心要能反思自己的生活經驗並能想像別人的生活經驗。在《Number Our Days》（暫譯：數算我們的日子）這本書中，著名的文化人類學家 Barbara Myerhoff 描述了想像的身分（imaginative identification），本書記載了她在美國南加州威尼斯市（Venice）一個猶太人老人中心，用來研究成員老化的過程。

　　有幾次，我刻意試著提高我對老人身體感覺狀況的覺察力，我戴上僵硬的園藝手套去做日常工作，拿下眼鏡，戴上耳塞，放慢動作，有時還穿上我在老人中心裡所能找到最笨重的鞋子。有一次意外，我稍微絆跌了，瞬間所經歷的恐懼卻是非常嚇人的（Myerhoff 1978）。

　　在《人類發展生態學》（The Ecology of Human Development）一書中，Urie Bronfenbrenner 提出檢視個人的發展系統及目前影響生活的系統，可以幫助同理心（Bronfenbrenner 1979）。他們如何成長的、在他們的家庭、學校、教會，或社區中誰能符合他們的需求？他們家人及社區其他人士之間的溝通程度怎樣？他們是被孤立、邊緣化，或受到支持？如果他們的父母都在工作，是否有時間來配合小孩的需求？

他們成長的地區在實體上、經濟上，和社會方面怎樣？由較大的社區觀點如何看待他們？有什麼私人或公共資源承諾去支持或幫助他們的社區參與？當我們要和失能、老化，或服監者一起工作時，或許我們不能直接從他們得到上述訊息。然而，從第二手來源如研究報告、書本，和影片都能幫我們開始去設身處地理解他們。

由 J. S. Rice 提供

以園藝為治療模式

以園藝作為一種治療模式（或媒介）有多重優點，包括普遍的吸引力、彈性、廣泛的影響作用。是什麼使園藝媒介特別呢？

鼓勵成長

研究人與植物互動及創新園藝計畫的先驅 Charles A. Lewis，貢獻了大半生去瞭解和傳達園藝對園丁的正向效果。在《*Green Nature / Human Nature*》（Lewis 1996）——《園藝治療入門》一書中，他敘述了園藝活動能夠促進人們成長（growth）和福祉（wellness）的幾個特質，包括：

- 打造的有形美麗結果，強化了個人的自豪和自尊
- 個人會深深投入於園藝活動，而有深刻的身心參與感
- 必須有耐心和守候遲來的滿足
- 覺察自然的力量和韻律
- 園丁和植物的相互依賴或夥伴關係，形成共生的關係 —— 植物得到了照顧，園丁也體驗了目的感
- 內心的平靜建立在自然節奏和田園的動態安定上，有別於現代的生活行程、潮流，和威脅
- 有機會集中注意力，能暫停精神疲乏和擔憂，獲得休息

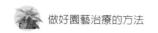

這些園藝活動賦有的每項特質讓治療體驗有獨特性（圖 1.4）。

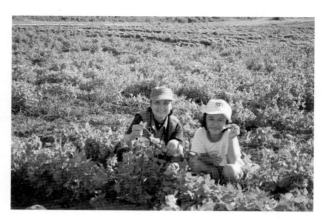

圖 1.4　園藝活動鼓舞人的成長和福祉。（相片由香港園藝治療協會提供）

提供修復

環境心理教授 Rachel 和 Stephen Kaplan（Kaplan and Kaplan 1989）提及，自然環境——包括花園、庭園，能使人有恢復力，比許多其他環境更獲人喜愛。人們獲得恢復（restoration）或「從精神疲憊中復原」是接觸自然的結果。此外，由園丁描述的「愉悅、放鬆，和減低壓力程度」的體驗，或許最終都影響身體健康。自然環境也可以轉移注意力，讓人去關注其他事情，而不只看目前的問題（Marcus and Sachs 2014）。

回應本有的心理需求

許多作者注意到園藝用上了人類天賦的共同心理需求（psychological needs）——就是與植物、與土地連結（Kaplan 1989, Ulrich 1993）。此外，園藝活動還能提供許多益處：

- 心理成長，腦部的發展和功能
  （見陳示 1.5 園藝治療實務：園藝治療和人腦）
- 心理效益，諸如寧靜、療癒及情緒健康
- 改善人際關係和溝通交流

- 生理調節
- 產品銷售收益或節省食物花費
- 周遭環境改善
- 生產食物或其他有用產品
- 多種議題上的教育

陳示 1.5　園藝治療實務：園藝治療和人腦

園藝治療可能特別地適合支持腦部的功能運行平衡，和推動我們的成長及改變能力，以因應生活上的挑戰（Rice 2012）。Paul MacLean（1973）在他的三重腦理論（Triune Brain Theory）提出了一個演化性的說明模式，讓我們瞭解腦部的運作。他構想的腦部是由三個亞腦所組成，因應演化過程中的特定狀況而發育。爬蟲腦（reptilian brain）位在脊髓頂部，其功能是維持心跳、呼吸，和吞嚥。它也啟動驚恐反應，藉由刺激皮質醇（cortisol）和腎上腺素（adrenalin）的分泌，讓我們能回應所感知的威脅。這個亞腦的主要焦點是我們的生存。

達爾文（Charles Darwin）觀察哺乳類動物的演化出現，如何須要在出生後有長時間的養育，而刺激了邊緣腦（limbic brain）的發育（Darwin 1998）。

這個亞腦延伸了我們神經系統的能力，能覺知並配合我們自身外的他人需求。邊緣腦系統形塑並表達我們的情緒生命。關懷他人、依戀、安全，和情緒智能（emotional intelligence）都屬這個亞腦的領域。例如，哺育、親密，和觸摸這些經歷，會刺激催產素（oxytocin）（一種神經呔，neuropeptide）的產生。這是重要的神經化學物質，對神經可塑性有一定的作用，即大腦有能力生長新的突觸連結（synaptic connections），這連結對人類一生面對情況改變是否能適應非常要緊。

新皮質腦（neocortex）是最後發展的亞腦，提供我們抽象推理、規劃，和知覺的能力。新皮質腦使人類能思考存在於自然之外的理念。

這個能力已經刺激了重大的科技成就。但是,如愛因斯坦（1995）所寫,重要的是不要神化我們的智力。因爲新皮質腦若沒有和其它兩個亞腦整合,它會扭曲我們對生活和生命本身的瞭解。

當我們面對突發的改變、失落,或創傷時,會產生巨大的反應和感受。當爬蟲腦擔心我們的生存時,我們會經歷恐懼。當先前由新皮質腦產生的生活想法受到挑戰和擾亂時,我們會經歷身分、意義,和目的上的失落。我們尋求一個可以把我們帶出過渡期混亂的連接感。參與照顧植物促進了我們與更大的自然週期相協調。Stephen Kaplan（1978）觀察人們投入於自然,促進反思而能調適和生存。園藝治療培育人與植物間的關係,可以刺激產生催產素,從而透過人的本性和維持我們永續的自然環境,支持我們重獲平衡。

由 J. S. Rice 提供

多方適用的彈性

園藝媒介是一個有彈性的環境,提供跨文化、年齡、社經條件、身／心／社交／情緒狀況,和健康狀態的機會。活動範圍由計畫、準備、種植、栽培、採收,到產品使用及園區廢棄物之回收等許多面向。而且大部分的工作任務都可因應各人不同能力及挑戰,而容易調整。

具有意義和目的

採用園藝的另一重要效益在於這是有意義、有目的（meaning and purpose）的活動,具有激發性、正常性,和眞實性。換言之,它是實際的。許多人喜歡活動過程,將它當成正常健康生活方式的一部分（Matsuo 1992）。這樣的正常性和眞實感有助於打破許多參與者所經歷的藩籬。園藝活動在許多人的經驗中和家庭背景中很平常。這也可超越因社經狀況、語言能力,和失能／殘疾所造成的隔閡。園藝產生對他人有價值的產品,並且能使計畫參與者變成照護者或產品的提供者（見表1.2）。

表 1.2　園藝治療實務：意義和目的

對象個人	意義
住在安養院的男性長者	園藝活動適合各性別和文化，也可延續先前的喜好。
在團體家屋的 智力或發展障礙的成人	園藝會帶給對象個人和工作人員產物，也是社區鄰居間共通的活動和話題。
在門診／診所有精神問題的成人	藉由重要產品的攤位展售及與社區互動的機會，提供職業與社交技能。

來源：由 K. Kennedy 提供。

　　園藝活動是一個過程，讓園丁成為更寬廣世界的一部分，和自然、社區及生命連接。園藝治療能提供這些體驗和領悟，來加強與自然節奏的連結感（圖 1.5）。（見陳示 1.6 在園藝治療計畫採用自然慶典／節氣的更多資訊和範例）。

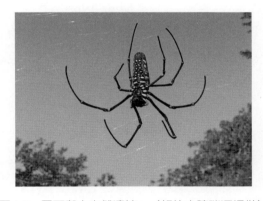

圖 1.5　園丁與大自然連結。（相片由陳瑞源提供）

影響其他人

　　注意，園藝治療的影響比其他任何治療媒介多，甚至影響沒受到園藝治療服務的人。所有接觸到園藝治療園區和機構而獲得改善的人，都能由靜態被動的互動中獲益。這包括，訪客、行政人員、職工以及居民，都能每日體驗就近與自然的接觸。

　　論及園藝環境和植物在治療中的角色的重要性，如陳示 1.7 所述，治療

師要對園藝及必要的療癒技能有紮實的瞭解，才能提供處理。須要具備的園藝專業技能有：植物科學、土壤學、室內／外園藝技術、觀賞和食用植物、使對象能做到的園藝技巧、病蟲害防治，和有機栽培等。園藝治療師可能也須要知悉如何應用共通設計（universal design）、溫室／苗圃管理，和療癒景觀原理（Marcus and Sachs 2014）。就園藝治療實務來說，要選用最有效的處理方法及活動，須要具備廣博的知識及園藝經驗（Starling et al. 2014）。

陳示 1.6　園藝治療實務：和自然一起工作：成長及瞭解的儀式

當我初搬到舊金山市時，就開始了與 1968 年 VW 福斯廂型車的關係。在十一月的某天，我決定要自己重修汽車的引擎，我買了一本手冊《如何修復你的 VW 車》（作者 Muir 1969）並安排借用朋友家的汽車道修車。十一月的舊金山是雨季的開始，之後的兩個月，大部分的時間我都是背躺在溼冷的水泥地上工作。身體的細胞為我上了一課，就是做計畫時要和節氣協調。

農夫、園丁和園藝治療師都會依循天道季節行事。園藝治療師很容易理所當然地讓自己配合大自然，卻忽略這對現代和後現代成長的人們是多麼重要。人是大自然的一環，當他們不能體認到是如何受到自然節氣的影響時，他們就要受苦。

自然的儀式（nature ceremony）是人與季節的協和一致。例如，許多人在寒冷的冬季裡會有陰沉的情緒困擾。這個情形有時嚴重到被診斷為季節性情緒失調症（seasonal affective disorder, SAD）（美國精神醫學協會 American Psychiatric Association 2000）。如何處理這個情況？就是曝露在陽光下。這或許是阿拉斯加航空（Alaska Airlines）在冬天有許多航班飛往陽光墨西哥的原因。

我們或許會想冬季經歷的陰沉情緒到底讓我們得到什麼？終究，若在十二月中旬看著一株落葉木，很容易會產生憂鬱。沒葉無果，樹

像枯死了。但是，我們知道樹木對季節的反應是它把生命力導向土地深處的根。如此它保藏了能量，準備春天的新生。也許人在冬季的受苦，部分原因是我們在冬天常當做是夏天生活。我們沒有慢下腳步來尊重自然的拉力（pull）；反而時常推拒（push）它。

自然的儀式教導我們：生命是一個過程，並不是一系列的活動，不論活動是否立即帶我們達到目標。Rabbi Gerson Winkler 曾發想，當蘋果種子（不必經過發芽）直接長出樹枝來的時候，蘋果會不會（因沒有童年而）感到失望（Winkler 2005）。在大自然，觀察果實結成前、後的各創造階段，我們學習耐心。由大自然變化的盛事，我們可以幫助服務對象在活動循環或其人生旅程中定位（Eagle Star Blanket 2004）。我們可策劃出幾個階段：種籽、發芽、栽種、新成長、開花、傳播種子、凋零、化作堆肥及等待再生。透過自然節氣，透過對自然生命循環的比喻反照和實際經歷，我們學習如何定位我們的人生經驗。

有許多形式的自然儀式園藝治療師可以應用。你可請服務對象在播種的同時播下一個意願；當他們在園中除草或修剪時，要他們想想有什麼想放開或不要的東西（一併除去）。在一開始栽種時，要他們隨植物生長也追蹤自己的發展。如果服務對象感覺被社區或家庭孤立，可以請他們發起一個教導他們與土地連結的活動。你可要求他們反思陽光、土地、植物、石頭和空氣是如何支持他們的生命（並沒有被孤立）。他們看自己位於自然世界何處？你也可以幫助他們培養支持這種相互連結的形象。要他們想像他們在處理的植物會出聲、會對他們說話，植物想要對他們說些什麼？他們有什麼話要對植物說？

Stephen 和 Rachael Kaplan 解釋說，大自然支持我們使用不經心的間接注意力（indirect attention）（Kaplan and Kaplan 1989）。自然能培養我們做反思和規劃人生課程的能力，這讓我們能看到在日常生活中常被錯過的大景象。由這些大自然的優勢，我們能通達人生智慧。

由 J. S. Rice 提供

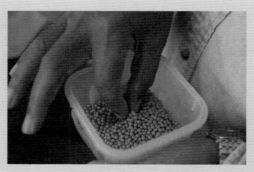

圖 1.6　一個簡單的播種活動能提供許多療癒機會。

陳示 1.7　園藝治療實務：與植物的關係

康復的定義

首先要認同我們對康復（healing）的定義，這會影響我們和他人的共事。如果我們界定康復是「人恢復到原先的健康狀態」，我們可能會常感到失敗，或我們所做的沒什麼效果；特別是如果我們的服務對象是失能者／殘疾人士或隨老化過程帶來的失調障礙。康復的另一界定是「人恢復到全人狀態並與生命週期連結的體驗」。如果我們的健康模式，意味著身體的完美，我們就無須受苦。

在田園工作和在自然中體驗會告訴我們，事情很少像「國家公園風景照片」那樣的完美（Lopez 1989）。如果我們進到野外，會發現被雷擊倒的樹木正勇敢地迎光生長。在我們的周遭，看到要支持新一輪生長前的分解和腐化，以及處處壅塞的雜亂，引發我們對英雄式的努力想求得整潔有序的生活產生疑問。

如果我們的全人模式把我們和進行中、充滿生機，而有時混亂的自然生命脈動連結──包括出生、生命、消逝，和重生，我們就能幫助促進服務對象的康復。這是因為我們的信念──從所瞭解的生命、自然和社群，能驅離疾病、失能／殘疾、老化和死亡（Berry 1983, Winkler 2003）。

栽培植物是如何教我們康復

當我們面對嚴重的生命威脅或致殘的疾病時，會因恐懼和憂鬱變得動彈不得而從生活中退縮。我們的自我感覺受到情緒上、身體上和精神上的影響（Sacks 1984）。培養與植物的關係，催化了我們每一面向的變動（Rice 2001）。當人們感到有些耗弱時，也許就會感到已失去了帶給別人的生命一些意義的能力。照顧植物讓我們確認，我們有能力去照顧生命（Rice 1993）。實際去照顧植物也給壓抑的情緒一個紓解的出口。

基本上，我們是可能移情給植物的（Eagle Star Blanket 2004）。花體力的活動也刺激了胺多芬賀爾蒙（endorphins）的分泌，提升我們的心情。植物也給了我們反思的機會（Kaplan and Kaplan 1989）。當我們和植物在一起時，我們深化了對生命週期的瞭解。植物教導我們每一個生命都會歷經新開始、生長、空虛、死亡和再生的時期。當我們培育植物時，它們也給予回報，在我們內心培養與自己生命季節更深的連結。如是，植物喚起了我們認同存在於所有生物中的生命精神（Gibson 1989, Rice 2001）。

由 J. S. Rice 提供

摘　要

園藝治療領域堪與冰山相比，看到的只是一小部分。一個參與者投入於園藝活動時，其行動以及有時候的反應都是看得見的。我們能看見田園的茂盛，也可見到參與者臉上的專注、微笑，或溫靜的表情。我們可以聽到正向的社交互動或愉悅的表露（圖 1.7）。隱藏在園藝治療表面下的兩大面向，就是人、植物和治療師之間關係的力量，以及伴隨著成功的園藝治療活動的規劃和過程。表面上看似簡單，其實裡面卻有著複雜的思考和過程以及種種關係，使園藝治療能成為對人們的有作用、可信服的工具。當園藝治療師規

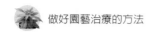

劃和設定園藝活動時，是立基在參與者的需求和技能，服務對象或病人體驗
播下一粒種子、挖土，或品嘗一枚成熟草莓。就此啓動了積極改變的催化作
用（圖 1.8）。

在園藝治療可見部分的背後，它的過程和技術在後幾章會有詳述，並可
應用（經過某些調整）到各種計畫。園藝治療專業已經演變到，可提供多種
處理方法並且能服務多種對象。在多種類型的健康照護、公共服務和社區機
構都有園藝治療計畫。

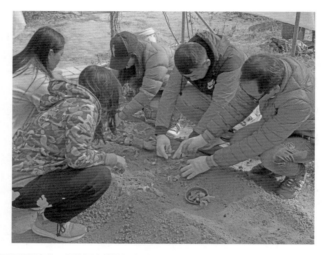

圖 1.7　園區關連和活動規劃增進療癒交會。（相片由香港園藝治療協會提供）

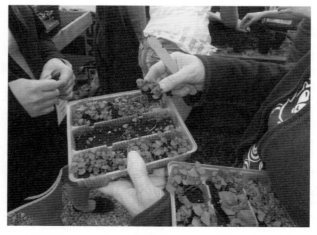

圖 1.8　活動要能成為讓人成長的跳板，必須園藝治療師有技能。（相片由 Rebecca Haller 提供）

本章爲後續幾章提供的內容綱要包括：

- 討論園藝治療專業受到的影響
- 界定園藝治療
- 瞭解園藝治療服務對象的重要性
- 闡述以園藝爲媒介，在治療和對人類發展上的價值及重要特性

參考文獻

1. American Psychiatric Asssociation. eds. 2000. *Diagnostic and Statistical Manual of Mental Disorders* DSM-IV-TR (text revision). Washington, DC. American Psychiatric Asssociation.

2. Baker, Howard S. and Margaret N. Baker. 1987. Heinz Kohut's self psychology: an overview. *American Journal of Psychiatry* 144:1-9.

3. Berry, Wendell. 1983. *A Place on Earth*. San Francisco, CA: North Point Press.

4. Bronfenbrenner, Urie. 1979. *The Ecology of Human Development: Experiments by Nature and Design*. Cambridge, MA: Harvard University Press.

5. Darwin, Charles. 1998. In Ekman, Paul ed. *The Expression of Emotions in Man and Animals*.3rd edn. New York: Oxford University Press.

6. Diehl, Elizabeth R. Messer ed. 2007. American Horticultural Therapy Association. http://ahta.org/sites/default/files/Final_HT_Position_Paper_updated_409.pdf (accessed May 20, 2015).

7. Dorn, Sheri and Diane Relf. 1995. Horticulture: Meeting the needs of special populations. *HortTechonology* 5(2): 94-103.

8. Eagle Star Blanket. 2004. *Trail of Prediction*: *Earth Passage*. Conifer, CO: Eagle Dreams.

9. Einstein, Albert. 1995. The goal of human existence. In *Out of My Later Years*: *The Scientist, Philosopher, and Man Portrayed Through His Own Words*. New York: Carol Publishing Group.

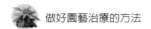

10. Gibson, Roberta. 1989. *Home Is the Heart*. Rochester, VT: Bear & Co.

11. Hagedorn, Rosemary. 1995. *Occupational Therapy: Perspectives and Processes*. Crawley, UK: Churchill Livingstone.

12. Haller, Rebecca L. 1998. Vocational, social, and therapeutic programs in horticulture. In Simson, Sharon P. and Martha C. Straus, eds. *Horticulture As Therapy: Principles and Practice*. Binghamton, NY: The Food Products Press.

13. Haller, Rebecca L. 2003. Advancing the practice of horticultural therapy. Unpublished presentation at AHTA Annual Conference.

14. Kaplan, Stephen. 1978. Attention and fascination: The search for cognitive clarity. In Kaplan, Stephen and Rachel Kaplan, eds. *Humanscapes: Environments for People*. North Scituate, MA: Duxbury Press.

15. Kaplan, Rachel and Stephen Kaplan. 1989. *The Experience of Nature: A Psychological Perspective*, New York: Cambridge University Press.

16. Kohut, Heinz, Arnold Goldberg, and Paul E. Stepansky. 1984. *How Does Analysis Cure?* Chicago, IL: University of Chicago Press.

17. Lewis, Charles A. 1996. *Green Nature/Human Nature: The Meaning of Plants in Our Lives*. Urbana, IL: University of Illinois Press.

18. Lopez, Barry. 1989. *Crossing Open Ground*. New York: Vintage Books.

19. MacLean, Paul D. 1973. *A Triune Concept of Brain and Behavior*. Toronto: University of Toronto Press.

20. Marcus, Clare Cooper and Naomi A. Sachs. 2014. *Therapeutic Landscapes: An Evidence-Based Approach to Designing Healing Gardens and Restorative Outdoor Spaces*. Hoboken, NJ: Wiley.

21. Matsuo, Eisuke. 1992. What we may learn through horticultural activity. In Relf, Diane, ed. *The Role of Horticulture in Human Well-Being and Social Development: A National Symposium*. Portland, OR: Timber Press.

22. Matsuo, Eisuke. 1999. What is "Horticultural wellbeing"- in relation to

"horticultural therapy"? In Burchett, Margaret D., Jane Tarran, and Ronald Wood, eds. *Towards a New Millennium in People-Plant Relationships*. Sydney: University of Technology, Sydney Printing Services.

23. Mattson, Richard H. 1982. A graphic definition of the horticultural therapy model. In Mattson, Richard H. and Joan Shoemaker, eds. *Defining Horticulture As a Therapeutic Modality*. Manhattan, KS: Kansas State University.

24. Mobily, Kenneth E. and Richard D. MacNeil. 2002. *Therapeutic Recreation and the Nature of Disabilities*. State College, PA: Venture Publishing.

25. Muir, John. 1969. *How to Keep Your Volkswagen Alive*: *A manual of Step-by-Step Procedures for the Complete Idiot*. Emeryville, CA: Avalon Travel Publications.

26. Myerhoff, Barbara. 1978. *Number Our Days*. New York: Simon and Schuster.

27. National Wellness Institute. *About Wellness*. http://www.nationalwellness.org (accessed June 30, 2015).

28. Neuberger, Konrad R. 2008. Some therapeutic aspects of gardening in psychiatry. *Acta Horticulturae* 790: 109-13.

29. Olszowy, Damon R. 1978. *Horticulture for the Disabled and Disadvantaged*. Springfield, IL: Charles C. Thomas.

30. Paul, Stanley and David P. Archanian. 2003. *Pocket Guide to Assessment in Occupational Therapy*. Clifton Park, NY: Delmar Learning.

31. Rice, Jay S. 1993. Self-development and horticultural therapy in a jail setting. Unpublished doctoral dissertation. San Francisco School of Psychology, San Francisco.

32. Rice, Jay S. 2001. A question of balance: Human-plant relations in the soul's journey. Unpublished presentation at AHTA Annual Conference.

33. Rice, Jay S. 2012. The neurobiology of people-plant relationships: An evolutionary brain inquiry. *Acta Horticulturae* 954: 24-28.

34. Sacks, Oliver. 1984. *A Leg to Stand on*. New York: Touchstone Books.

35. Sempik, Joe, Jo Aldridge, and Saul Becker. 2003. *Social and Therapeutic Horticulture: Evidence and Message from Research*. Leicestershire, UK: Media Service, Loughborough University.

36. Simson, Sharon P. and Martha C. Straus. eds. 1998. *Horticulture as Therapy: Principles and Practice*. Binghamton, NY: The Food Products Press.

37. Springer, Lauren. 1994. *The undaunted garden: Planting for weather-Resilient Beauty*. Golden, CO: Fulcrum Publishing.

38. Starling, Leigh Anne, Tina Marie Waliczek, Rebecca Haller, et al. 2014. Job task analysis survey for the horticultural therapy profession. *HortTechnology* 24(6): 647.

39. Thrive. 2015. What is social and therapeutic horticulture? http://www.thrive. org.uk/what-is-social-and-therapeutic-horticulture.aspx (accessed May 20, 2015).

40. Ulrich, Roger S. 1993. Biophilia, biophobia, and natural landscapes. In Kellert S. R. and E. O. Wilson, eds. *The Biophilia Hypothesis*.

41. Winkler, Gershon. 2003. *Magic of the Ordinary: Recovering the Shamanic in Judaism*. Berkeley, CA: North Atlantic Books.

42. Winkler, Gershon. 2005. On counting Omer. *The Walking Stick Newsletter* May.

第二章

目標設定及處理規劃過程

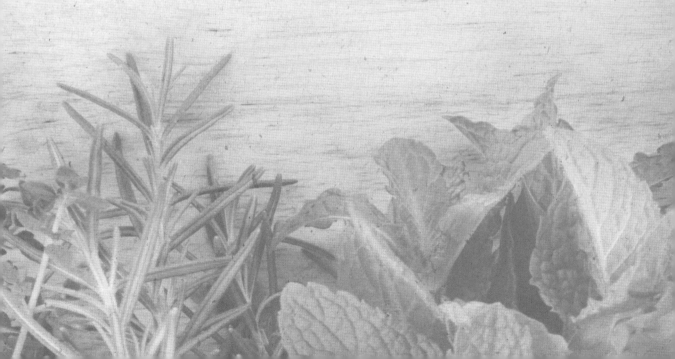

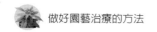

引　言

　　本章說明園藝治療方案中的處理規劃過程（process of treatment planning）。規劃重點是針對服務對象個人，即使方案用於團體環境，亦是一個有效途徑。園藝治療的目的一如其他治療方法，是要幫助每位服務對象增進某一方面或更多方面的功能，以及改善其生活品質。為了能量測結果，治療師為團體的每位服務對象訂立計畫，並記錄達到的成績（圖 2.1）。

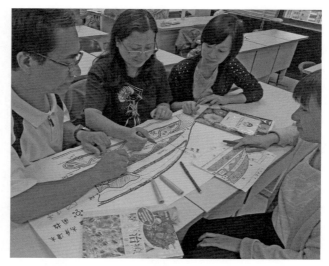

圖 2.1　學員正在練習規劃一節園藝治療活動課程。（相片由香港園藝治療協會提供）

　　當有人被接受或轉介到園藝治療服務時，治療過程就此展開。在此之前，先要決定園藝治療方案是否適合此服務對象。因應採用的機構及系統，通常是由一名個案經理做決定，其任務一般包括：轉介服務對象至合適的治療服務，搜集資訊，協調及監控療程和結果，以及結束療程或安排出院。

處理團隊

　　在照護或治療一名服務對象的過程中，會有不同領域的代表組成一個處

理團隊（treatment team），園藝治療師就可能是其中的一名代表。許多健康照護、職訓，及教育性的方案都採用這種跨領域團隊。團隊成員會因不同機構及對象而有所不同，但一般會包括：主要照護者、治療師、家屬，及服務對象本身。表 2.1 有更多團隊成員的範例。跨領域團隊的責任包含，治療過程中各階段的處理實施，並定期開會，一切目的是要服務對象獲得最大成效。利用團隊方式，照護者被激勵以全人方式來看待服務對象，視服務對象為獨特及複雜的個體，有其身體、社交、心理、文化，及精神各面向。

在愈來愈多的健康照護及公共服務中，服務對象是治療過程的核心，並且由他（或她）選擇照護或處理方式及目的。團隊會議若包含服務對象，則能給治療師跟服務對象建立關係，並讓服務對象積極參與治療過程的機會。當園藝治療師不是團隊成員之一，或根本沒有跨領域團隊時，園藝治療師須要跟與服務對象有關的其他專業或照護者，建立固定的溝通。要規劃有效又安全的方案，必須先有個案紀錄及／或服務對象的主要資訊。

表 2.1　園藝治療實務：跨領域團隊成員

機構或方案類型	可能的成員（服務對象、家屬、園藝治療師之外）
公立學校	教師、護士、語言治療師、職能治療師、輔導員、社會工作者
發展障礙人士的職訓計畫	職業重建師、心理學家、語言治療師、物理治療師、職能治療師、護士
長者照護機構	醫生／護士、社會工作者、職能治療師、活動專業人員
精神健康	精神科醫生或諮詢師、社會工作者、治療式遊憩專業人員
物理復健	醫生、物理治療師、職能治療師、治療式遊憩專業人員、職業重建師、語言治療師

處理規劃過程

前述團隊依據所評估的服務對象能力、期望達到的結果，制定計畫。依不同機構場域，這些計畫可稱為：個別教育計畫（Individual Education Plans）、個別方案計畫（Individual Program Plans）、個別處理計畫（Individual Treatment Plans），或其他名稱（更多有關個別教育計畫之組成的資訊，可見第六章的陳示 6.2）。撰寫計畫要用行為上的或可觀察的術語，才能清楚說明目標及要採取的行動，也才可能量測結果。計畫內必須顯示服務對象的目的（圖 2.2）。

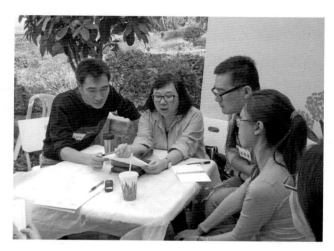

圖 2.2　有效的規劃必須仔細考量治療目標。（相片由香港園藝治療協會提供）

　　就如其他專業，園藝治療的處理過程從評估到終結，依照一個合理程序，如表 2.2 所示。

表 2.2　園藝治療實務：治療處理過程

階段	行動
評估	資訊搜集及分析─瞭解服務對象
確立目的	確定各項問題、需求及目標的優先次序
行動計畫（介入計畫）	訂定目標、行動及量測方法
介入	把計畫化成行動、園藝治療活動、 園藝治療師─服務對象─植物間的互動
紀錄	行動記錄（隨介入開始即進行）
修正調整	不時檢討計畫結果及作出調整
完結	處理完結，報告結果

評　估

　　以**評估**（assessment）或資訊搜集作為開始，便是為各項後來的介入行動立下基礎。這個階段讓園藝治療師依據服務對象的需求、期望及能力，建立一個確實的方案。資訊搜集可用標準化評估工具、面談、觀察，及／或個案記錄等方式。細心檢視各樣資訊及跟服務對象商討後，可能就有一個問題或一組問題出現。尤其當有很多問題需要處理時，便要靠園藝治療師及其他團隊成員的關注、技能及用心，來選出優先處理的問題。為協助作出選擇，可先列出需求，透過排除法只留下一些焦點（Buettner and Martin 1995）。先列出已知的需求及關注，再列出服務對象的強項和興趣。以服務對象為重，開始排除如下的關注點：

- 服務對象並不重視的（或甚至不承認是「問題」的）
- 與服務對象的生活品質並不相關
- 就園藝治療機構或方案來處理，不切實際
- 不大可能成功改善

　　這個過程加上與服務對象及照護者溝通後，原表列的需求便只留下數個優先項目。一般建議服務對象一次治療處理不要超過三個目標；越能聚焦，越易成功得到可量測的結果。雖然要聚焦於處理重點，還是經常需要對服務對象全人的認識，謹記他（或她）並非只是處理的「問題」。治療師在每一次互動及每一節園藝治療活動課程中，要銘記每個人及每個情境都是獨一無二的（圖 2.3）。

目的確立

　　服務對象的目的、關注及夢想必須被考量。即使一開始那個夢想似乎不切實際，先尋求一些可以向期望推進的中間步驟。事實上，很可能夢想會成真，或調整願望後就能實現。此外，如果服務對象的願望獲得尊重，他（或她）會更有動力去致力於療程步驟。運用於長者照護服務的「文化變遷」（culture change）概念，就是規劃時兼顧「以人為本」及「自我導向」。（見第三章，更多有關「文化變遷」是選擇園藝治療活動及技能的重要元素。）

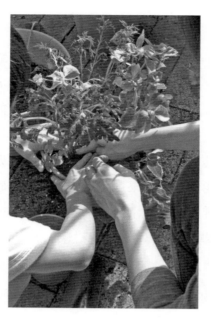

圖 2.3　園藝治療師看待每位服務對象的個別性及整體性。（相片由香港園藝治療協會提供）

　　當需求及關注的優先次序排好，便可針對需求清楚陳述目的。目的一般是指長程的、經過數個步驟或一系列努力後可達成的明確成果。（見陳示 2.1 的目的範例。）

陳示 2.1　園藝治療實務：長程目的（long-rang goals）

- 於社區獲得自主的就業
- 脊髓受損後可自行於家中進行園藝操作
- 於養護機構能維繫友誼
- 於學校操場能有效控管憤怒

行動計畫（介入計畫）

　　處理過程的下一步是**行動計畫**（action plan），包含詳細的短程目標（Objectives）、要採取的行動，以及打算如何量測成果。行動計畫要讓參

與的各方明白，什麼是理想的具體行為，會發生什麼行動及互動有助於達成目標，以及如何記錄進展或結果。治療師及治療團隊採用解決問題方式，制定方法來減輕服務對象面對的困難。以下說明行動計畫的組成部分：

- 目標：精確陳述在一段短時間內要達成的結果
- 方法：誰會做些什麼、如何做、在什麼情況下、何地、何時、多久做一次；包含治療師要做些什麼，及介入策略
- 標準：把達成的目標量化，例如：數量多少、做出的頻率、做得多好等（這部分可包含在目標本身內）
- 記錄：寫清楚誰負責量測、量測什麼、多久一次、在哪裡或如何記錄

目標為計畫的重要部分，要清楚寫出，詳細描述在一段特定的短時間內所要達到的成果。要用行為術語，才能量測進展，並包含達成的具體標準。還要在「方法」內包括：是什麼行動、誰做、如何執行等資訊。

好的目標有什麼要素？一個必要特點就是目標要能合理地**引導到長程目的的達成**。包含服務對象在內的團隊必須深思熟慮選擇目標。同樣地，所選的目標必須在此情況下**可達成且切合實際**。用詞要**精確**以免造成混淆及異議。目標要**可量測**才能正確記錄成果，以及**服務對象必須同意**參與。（依據陳示 2.1 所列出的長程目的，表 2.3 及圖 2.4 為短程目標範例。）

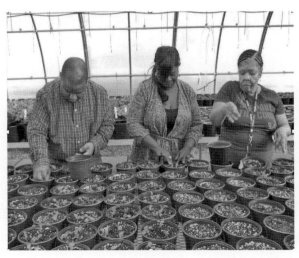

圖 2.4　為了被僱用，參加者在一項溫室作業努力加快速度。（相片由陳瑞源提供）

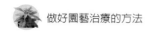

表 2.3　園藝治療實務：具體目標

長程目的（goals）	目標（objectives）範例
於社區獲得自主就業	連續兩星期，在指定的溫室任務加快速度，比目前提高 20%（準確率維持不變）。
脊髓受損後可自行於家中進行園藝操作	不需要協助，三次課程中，使用延長手柄的園藝工具把花壇植物移種至高架式植床。
於療養機構能維繫友誼	一個月內的每次活動，跟至少一位園藝俱樂部會員展開輕鬆交談。
於學校操場能有效控管憤怒	連續四星期，休息時間在操場 90% 時間能控制憤怒，能自行走去、安靜地坐在園中、遠離會引起發怒的場合及人群。

　　為使參與各方清楚明白目標及有助於記錄結果，要依照陳示 2.2 的指引來撰寫目標。（有關撰寫有效目的之進一步說明，見第六章 SMART goals 的討論。）

陳示 2.2　園藝治療實務：撰寫可量測的目標

　　目標要有作用，應該：

1. 陳述**預期的行為或表現**。指出服務對象要做什麼、期待什麼行為。要用行動的動詞，每個目標只聚焦一種行為。
2. 確定該行為表現出來的**情況**。就是包括，何處或利用什麼支援，做出該行動。
3. 包括量測表現的**準則或標準**。為認可的表現定下準則，如要多久、準確率是什麼、數量多少、要做到多好等。（準則可以寫在目標本身內，或另外列在行動計畫中。）

　　目標要讓其他人明白，明確指出期望的行為。不必包含園藝治療師要做什麼，除非涉及某種形式的支援。這種資訊屬於介入的行動計畫或策略，不要納入目標本身。

介 入

　　再下一步即**介入**——執行計畫。就是園藝治療發生的時候——園藝治療師、服務對象，及植物三者互動，以達既定目標的時候。對於大部分園藝治療師及服務對象來說，此時就是重點——是整個治療處理過程中，最有回饋、最享受的部分。這個階段進行方案及活動的規劃，都是依據為服務對象訂的處理計畫及具體目標。（第三章至第五章有更詳細的園藝治療活動課程設計、園藝活動，及推動並鼓勵參與者達成目的等內容。）在與服務對象一起投入園藝活動的過程中，由於建立或加強了連結和關係，可能會出現令人意想不到的行為。以園藝作為治療性工具的驚奇之一，就是與大自然的連接如何深深地影響一些人。因此，園藝治療師必須常常注意能增進每位服務對象治療體驗的機會，及照著書面所擬完成行動計畫（圖 2.5）。

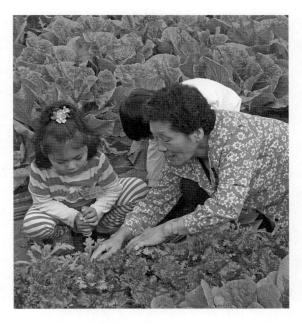

圖 2.5　園藝可以作為建立關係的有效工具。（相片由陳瑞源提供）

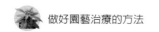

文 件

在進行介入的同時，行動計畫中的特定行為要**做成文件**（document-ed）。按進度表的紀錄保存用來顯示向著既定目標的進展（或沒有進展）。要記錄什麼會因應所訂立的目標。進行園藝治療的機構會決定要用什麼形式或程序作記錄。重要的是目標和文件要一致。換言之，記錄資訊必須是針對目標所量測的進展。有些情形還要定期記下方案的其他資訊，如出席情況、生產力，或記下過程及活動。文件應顯示所觀察的行為，而不是主觀印象或推論。文件要保密，只可以跟被授權閱讀資料的人士討論，例如，治療團隊及服務對象。（更多關於文件的討論，見第六章。）

修正調整

在整個介入階段，治療師必須監督服務對象的進度。以好的紀錄作基礎，治療師要注意所達成果及／或沒有成果，再評估目標及行動計畫。在**修正階段**，或許需要修改目標日期、準則、方法，或甚至目標本身，以確保能有增長及進步。服務對象的進度可能比預期的快或慢，可能成績已達到上限，或因其他作用影響進步。如果目標已成功達成，視情況服務對象應進入下一步。例如，表 2.3 內朝向長程目的「獲得社區的就業」之其他步驟，可以是「自動自發開始工作」或是「自行抵達工作地點」。機構可能對修改目標或行動計畫有特定程序。有些情況是參與的治療師會例行做簡單調整；另有些情況是由跨領域團隊開會去考慮修改，或需要個案經理批准有關修改。

完 結

治療處理過程的最後一個階段就是**完結**（termination）或**出院**（dis-charge）。園藝治療服務會終止，有不同原因，包括：服務對象離開照護機構、一個季度方案結束、服務對象進展（或倒退）至新方案、目的達成，或是服務對象的意願。終結園藝治療的參與，同樣要依照使用機構的程序。一般來說，治療師協助準備服務對象的轉換，審核文件，及撰寫摘要報告。內容包含目標和成效，若有需要，還加上其他的服務建議。

總 結

園藝治療可在很多不同情況、不同機構採用。本章概述了園藝治療服務的過程，而參與方案者得到實際可量測的成效。在有些機構，治療師需要修改這個過程，才能切合現行方法。總而言之，園藝治療規劃要針對個別性、根據優先需要或問題、目標導向、清楚說明，及有方法記錄可量測的成果——這一切都要符合相關機構的架構。這可讓園藝治療師對服務對象做好服務，及有條理又專業地溝通結果。

參考文獻

1. Austin, David R. 1991. *Therapeutic Recreation: Processes and Techniques*. Champaign, IL: Sagamore Publishing.

2. Borcherding, Sherry. 2000. *Documentation Manual for Writing Soap Notes in Occupational Therapy*. Thorofare, NJ: SLACK.

3. Buettner, Linda and Shelley L. Martin. 1995. *Therapeutic Recreation in the Nursing Home*. State College, PA: Venture Publishing.

4. Davis, William B., Katie E. Gfeller, and Michael H. Thaut. 1992. *An Introduction to Music Therapy: Theory and Practice*. Dubuque: Wm. C. Brown Publisher.

5. Hagedorn, Rosemary. 1995. *Occupational Therapy: Perspectives and Processes*. New York: Churchill Livingstone.

6. Hagedorn, Rosemary. 2000. *Tools for Practice in Occupational Therapy: A Structured Approach to Core Skills and Processes*. New York: Churchill Livingstone.

7. Hogberg, Penny and Mary Johnson. 1994. *Reference Manual for Writing Rehabilitation Therapy Treatment Plans*. State College, PA: Venture Publishing.

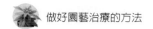

8. Mager, Robert F. 1997. *Preparing Instructional Objectives*. Atlanta, GA: The Center for Effective Performance.

9. Ozer, Mark, Otto D. Payton, and Craig E. Nelson. 2000. *Treatment Planning for Rehabilitation: A Patient-Centered Approach*. New York: McGraw-Hill.

10. Stumbo, Norma J. and Carol Ann Peterson. 2004. *Therapeutic Recreation Program Design: Principles and Procedures*. 4th edn. San Francisco, CA: Pearson Education.

11. Zandstra, Patricia J. 1988. A systematic approach to horticultural therapy. *Journal of Therapeutic Horticulture Ill:* 15-24.

第三章

園藝治療活動設計

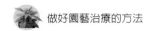

引　言

　　園藝治療讓人與植物有所連結，即人與自然連結，這也是園藝活動之所以能催化人類發展的有力本質。花園提供各式各樣的機會，讓人們由新的角度來看自己、看世界；與之相關的活動可用來增進精神連結和成長。治療師選擇的活動，必須是先由庭園找出能增進這種關係的自然活動（圖 3.1）。

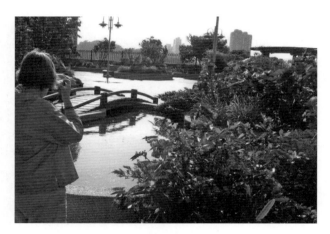

圖 3.1　園藝是自然的、強大的改變媒介。（相片由陳瑞源提供）

　　基於此，本章探討許多跟展開園藝治療活動有關的變因（variables），包括：

- 園藝治療計畫所定的目標
- 選擇符合治療目標的活動或工序
- 活動選擇的其他考量因素
- 計畫配合季節性
- 活動構想資源

園藝為達成各種目的之媒介

園藝相當具有吸引力，所需要的技能又分不同層級，因此它可以適合各種能力程度不同的人群。主要的園藝治療計畫目的，分成以下領域：

- 身體面
- 認知面
- 感官刺激面
- 情緒面
- 人際關係／社交面
- 社區融入面

身　體

由園藝治療計畫得到的身體效益（physical benefits），有些很明顯，例如走到一個美麗的庭園環境，呼吸新鮮空氣就是。園藝治療也能達成其他身體效益，如改善或維持精細動作技能（fine motor skills）、粗大動作技能（gross motor skills）、站立／平衡及耐力、走動力、動作範圍、營養狀況，及體力等多方面（圖 3.2）。

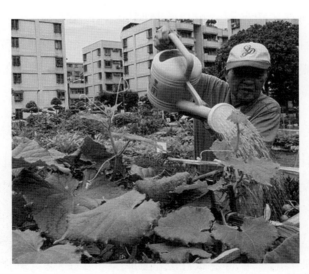

圖 3.2　在園中澆水是既有目的性又放鬆的活動，能訓練耐力及體力。（相片由陳瑞源提供）

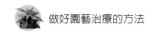

　　通常治療師會看到，參與活動者願意在花園中為體能目標努力，這比在治療室進行更容易。在這過程中，花園所帶來的熟悉感，周圍及所操作的植物所提供的感官刺激，被植物吸引所帶來的專注，美好事物及收穫的回饋──這些都是催化因素。

認　知

　　認知目的（cognitive goals）涉及的範圍有：

- 說話與字彙
- 記憶
- 學習新技能
- 安排順序
- 遵照指示
- 解決問題
- 對任務的注意力
- 一般大腦功能

　　活動加入所用植物材料的知識，如它們的名稱、地理來源等，可以增進計畫效果；配合特別的節日與季節，在種植計畫加上進度檢核，有助於對時間、地點的定向感，讓參與者可以衡量時間。在活動中，一些簡單的任務，如在牌子上寫自己的名字、日期、植物名，也能達到活動想要達成的認知目標。選擇適合服務對象神經發育需求的工序，就提供了基本的個人成長機會（Rice 2012）（圖 3.3）。

感官刺激

　　園藝治療計畫是提供感官刺激（sensory stimulation）的上好途徑。透過使用香花和香藥草，使用具有特別質感、味道及顏色組合的植物，就能達到活動所要求的感官刺激。設計有樹、有草的庭園、發出微妙的聲音，或在室內採用水量計（water meter），當打溼植物的時候會發出點擊聲，讓有時被忽略的聽覺再被喚起。考慮要做什麼活動時，可以將感官刺激目的和認知目

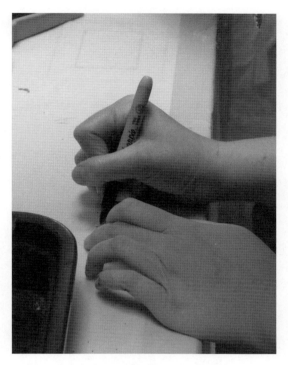

圖 3.3　要多項技能才能完成一個標示牌。（相片由 Christine Capra 提供）

的、情緒目的結合。例如，一段分享一些香藥草香氣和味道的時間，可以挑起兒時為爺爺奶奶採集香藥草的懷舊記憶。有關對香氣反應的更多訊息，見陳示 3.1 及圖 3.4。

陳示 3.1　園藝治療實務：對香氣的回應

　　運用「芳香」於園藝治療計畫，會得到很大效果，但要注意每個人對香氣的反應具有專屬性。每個人鼻中的受體（接收器）排列不同，這是為何一個人可能比另一個人能察覺較多的香味成分，並且每個人對香味的體驗不同。可以給活動小組聞檸檬玫瑰香的天竺葵，讓組員描述所聞到的香氣。有些人聞到玫瑰香，有些人主要聞到檸檬味，還有人聞到其他香味。

　　一個人的文化背景也會影響他對氣味的反應——喜歡或不喜歡。例如，對烹調用的香藥草——迷迭香、奧勒岡草，或鼠尾草，有人喜歡、有人受不了，都是因各人文化經歷的影響。

　　香氣能喚起對特別時間、地點和人物的強大情緒；治療師通常的立意是與快樂、歡喜，和舒服相關聯，但服務對象的情緒反應可能是正向的，也可能是負向的。如果「香味」的聯想是不愉快、不舒服或悲傷的，治療師一定要有所準備。梔子花可能使參與者聯想起高中跳舞的愉快記憶，或想起每次母親節時給自己梔子花胸花而最近過世的配偶。若發生這種情形，園藝治療師要有惻隱之心，讓服務對象表達他（或她）的回憶感受。

　　有時，這種聯想與經歷有關。一個人喜歡某特定植物或花卉，跟他（或她）所認知的情況有關。例如，用左手香／到手香（vicks plant, *Plectranthus*）來說明，那些還記著生病時因母親給他用薄荷腦揉搓而感到舒服的參與者，會對左手香有正面感受。但其他人卻可能因這植物的氣味而感覺不舒服，一點也不喜歡它。最好多預備幾種不同植物，讓每位參與者可選到帶來正面連結的植物或花卉。

由 K. Kennedy 提供

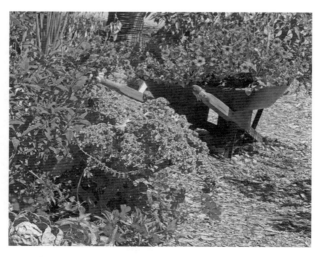

圖 3.4　園藝治療用些芳香植物散發香氣。（相片由陳瑞源提供）

情　緒

園藝治療計畫有助於建立服務對象較強的自尊感。在許多情況下,做選擇和負責任的機會都被拿走了,但園藝治療活動仍能為服務對象再次安全引入這些生活元素。像在個人通常是處於被照顧的機構裡,園藝治療計畫讓參與者能照顧植物,也能照顧他人。在多種不同的園藝治療機構裡,有無限的機會表達創意、建立自尊。通常園藝活動項目多元,適合不同年齡層,也能適應各種活動能力不同的人。透過完善的計畫,進行適合年齡的園藝活動,可以增進參與者的自尊感(圖 3.5)。

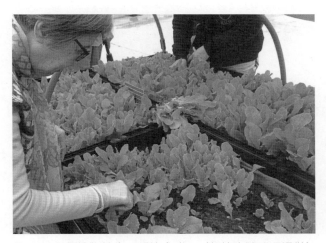

圖 3.5　照顧植物給人一種使命感。(相片由陳瑞源提供)

而就服務對象的憤怒或攻擊管理,園藝治療師可以建構具有情緒效益(emotional benefits)的計畫;耗體能的活動能把情緒中的能量移往具建設性的方向。這方面的成功活動有:挖土預備園區、除草、鏟集落葉、混合泥土及洗花盆等。

透過進行中的園藝活動,雖不是每天也可每週鼓勵服務對象,看到植物生長或改變的訊號,而培育對生命前景看好的情緒效益。由種子繁殖庭園植物的過程就是一個例子;人們開始產生專注──先由育苗的需要和變化,到移種在園中、到採收。這樣的計畫可帶給人們一種驚奇感及生活目標。花園

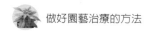

環境讓人跟自然連結，見證生命週期，而增進精神連結（見陳示 3.2）。在匆忙又有壓力的工作環境裡，自然能給多數人帶來活力恢復的情感連結，成爲安定的力量（圖 3.6）。

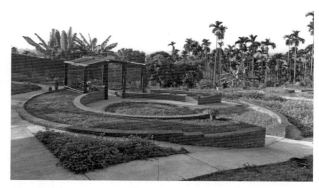

圖 3.6　在花園的整備活動可以帶來春季的生長、與自然連結，對充滿壓力、匆忙的生活有緩解作用。（相片由陳瑞源提供）

陳示 3.2　園藝治療實務：精神連結

　　園藝治療計畫提供給人一個理想的環境，可以探索自身的精神連結，而且可以是極大的轉化。在此，精神（spirituality）不是指宗教上的靈性，而是人跟環境、跟其他人、跟自然生命循環的連結有關。根據歷史記載，人與植物的精神連結早已呈現在各樣形式的藝術裡。在步調快速的人爲世界，或在一般制度化的世界裡，生活可能失衡，而在自然裡，卻是有秩序的。鳥兒、蝴蝶、蜜蜂和花朵之間的共生關係，或一朵花所呈現的完美，都能幫助人們再度獲得寧靜感，重新對所在的這個世界有所敬畏和關注。

人際關係／社交

園藝治療計畫提供多方面的社交效益（social benefits）。最單純的就是，參加同一個團體課程的個人之間，會自然的互動。根據許多傳聞紀錄，有退縮、離群史的人，給他（或她）看開花的植物，會開始說話或加入園藝活動。在比較微妙的層次上，透過以下方式，也會引發人際互動與社交：

- 藉著分享花園裡的事而增進家屬的探訪
- 有創意的活動
- 在除草時與其他人對話
- 與其他人分享園裡的豐富恩賜
- 與其他人合作完成任務

另一種社交效益是娛樂或休閒技能。每個人，不論老少或能力大小，都需要有休閒娛樂的方式；而從事園藝，對參與者不論是新技能或是長期的愛好，都是很棒的休閒活動，它使人走出久坐不動的生活方式。園藝可以一個人做或與其他人合作。從事園藝給人更健康的飲食，幫家裡或所住的機構裡裝飾、帶來美麗。以整理、照顧植物作爲休閒技巧，是失能對象跟許多其他「非失能對象」人士連結的方式，減少許多失能對象在個人休閒生活中的被標籤化。

社區融入

不論是室內或戶外的園藝工作，對一般大眾都算是上選的休閒活動。讓參加園藝治療的對象透過休閒園藝活動，有許多機會融入社區（community integration）：像參觀當地的園藝設施，加入地方性的園藝俱樂部，或參加活動展覽、加入社區園藝等。

園藝治療可能提供在社區的工作機會，因爲苗圃業、景觀業等綠色產業的雇主需要有人能做基本的工作，如澆水、栽植及維護園區。許多園藝治療計畫的對象是問題青少年、智力及／或發育不足或腦部創傷者，及受刑人，活動提供他們實地工作訓練，直接在就業機構工作。

本節所討論的一些整體目標可參見附錄 I 與 IV 的構想和活動範例。

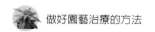

配合治療目標的活動或任務選擇

為促進服務對象更接近所想要達到的目標，選擇園藝活動要考慮下列各點：

- 活動——是治療過程所用的工具
- 計畫類型——決定活動或任務
- 治療目標——是選擇做什麼的最重要考量
- 參與者——各人有不同的背景、能力與喜好
- 情境評估——有助於推動未來活動內容
- 計畫連續性——有助於每節活動的連接，增進效果

超越活動

儘管園藝治療通常以活動為主，但在此要強調：所用的植物及園區只是治療過程的工具，並非最終目標。通常，針對參與者的感官刺激及喚起更多周遭意識而展開的活動，會比一個只是多步驟、可做出些成品帶走的園藝計畫有效。雖然有時候在某特定環境，會用活動來轉換注意力，但更常是，經過設計的園藝治療活動幫助服務對象達到特定結果。

在園藝治療團體中，治療師要參與者付出精力，就先要清楚知道：活動要怎樣才能引人又有用（Borg and Bruce 1991）。治療師用的活動要有治療性，要能連接到治療理論，有理論基礎；當治療師完全投入於活動，傳遞的訊息就是這活動值得並能引至目標達成。理想的活動特性為：

- 有清楚目標
- 引人興趣
- 賦予負責任的機會
- 必須付出精力
- 能進行工序分析（見第四章）
- 符合服務對象的需求及能力
- 有開始有結束

計畫或機構類型

計畫類型或機構類型是決定活動選擇的重要因素，下列是可採用園藝治療的各種機構及其常用計畫範例。

就業訓練機構

就業訓練（vocational）方案可以有針對特定園藝工作技能訓練的園藝治療計畫，訓練如盆植、移植、澆水、施肥等技能。做園藝的地方也常是訓練這些基本工作技能及社交技能的地點。此外，還有一個趨勢，這些計畫提供學習新休閒技能的機會，因此，選擇的活動就要比較有休閒性及社交性。陳示 3.3 顯示一個範例，就業訓練計畫如何顧及全人的需要。

陳示 3.3　園藝治療實務：就業訓練計畫及各項目的

園藝治療計畫雖有其主要目的，但隨時間推移，在過程中，也能有許多不同面向的目的。尤其在長期計畫更是如此。例如，給創傷性腦損傷成人的職前訓練計畫，安排一個日間活動──維護一處種有多種植物的園區，供採收香藥草（做香草醋在秋季販售），可以提出如下的目的：

- 身體面：訓練平衡、協調及耐力
- 認知面：刺激記憶、規劃及組織能力、書寫能力
- 情緒面：憤怒管理、衝動控制、壓力管理、成就感、自尊、修養的機會
- 精神面：與環境的連結意識、重獲生活平衡
- 社交／人際面：溝通技能、與同儕的關聯、分工合作、團隊工作
- 社區融合面：在銷售點（如購買植栽）的適當行為、與其他庭園使用者的關聯
- 休憩／休閒面：學習可轉移、能用在家的技能，對新愛好感興趣

由 K. Kennedy 提供

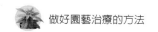 做好園藝治療的方法

長期照護機構

長期照護（long-term care）機構常採用休閒健康計畫，活動一般目的為增進人際互動、感官刺激、與人分工合作。而選用以改善或維持動作機能、認知技能、時空定向感為目的的活動，還有治療效益。在機構團體或是個別的課程都可有此目的。在長照機構，維持服務對象的各項能力是一般目的。有些服務對象只是短期入住照護機構來復健，則以增進其能力為重點較為合適。大多數長照機構的對象都是長住型，就園藝治療來看，這可讓活動一週接一週的進行，讓計畫有連續性。像繁殖插穗用於組合盆栽或玻璃箱瓶栽，及春季栽植到秋季採收，就是兩個長期的園藝活動範例。

短期或急性照護機構

在短期照護（short-term care）機構，著重的是讓病人建立耐力、增加技能，或處理新增病情。治療師可以由心理教育著手，在這些機構或其他地方提供訓練；理想上，活動要配合病人可以留住的時間。當採用長時程的計畫，例如，戶外花園栽植、球莖植物促成栽培等，治療師需要先讓服務對象明白他們都是整體計畫的一部分。也許他們不能等到親自採收或親臨開花盛期，但要讓他們知道他們是重要的，是整個過程的一部分。還有，他們也可能由前人所參與的計畫結果受益。這樣，治療師可以對服務對象重申所訂的目的，並說明如何藉著參與一部分的長程活動，也能達成目的。

精神病院

在精神病院（psychiatric）機構的計畫，其治療焦點主要用植物做隱喻，達到提升自我照護、生活技能，或承擔責任（以此建立自尊）的效果。採用的活動或任務要符合機構的安全需求，包括所用的材料和工具，還要考慮到一些用藥的注意事項（圖3.7）。

物理復健

在物理復健（physical rehabilition）機構的治療焦點為，重建病人的動作技（機）能、自尊、空間關係、認知發展、耐力、專注力，及採取順應的改變。短期和急性照護採用的建議也適用於此。

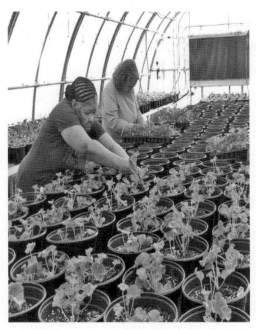

圖 3.7　給藥物濫用者的職業訓練方式──溫室生產與產品銷售。（相片由陳瑞源提供）

學　校

　　在學校的計畫常以環境學習和小組合作／教育為重點，選擇有助於達成這些目的的活動，同時可發展及改善社交與應對技能。在高中的園藝治療計畫，通常會給殘障的學生一些職前訓練，以加強其基本園藝知識與工作技能。

矯正機構

　　在矯正機構（corrections）所用的計畫，以培養就業能力為主，例如，教導在溫室、苗圃，或景觀方面的工作能力。在大型園區通常納入蔬菜生產計畫，透過食物銀行、無家者庇護所，分享給有需要的人。

健康／福祉增進中心

　　一個全方位的增進健康方式，就是藉園藝活動來達到壓力減輕、有應付能力、重獲選擇權及掌控能力。讓人與自然重新融合，可以帶來能量有新生與自我照護的效果。

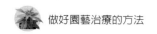

社區花園

在社區花園（community gardens）可以進行各種園藝治療計畫，許多社區花園著重在社區發展，服務弱勢族群，也服務喜好園藝的人。計畫主持人可為參與者設計特定可量測的目標，並據此擬訂計畫。一些適合社區花園的重點領域有：

- 教育作用：適當的營養
- 治療作用：以花園的隱喻來培養生活技能
- 社交／情緒作用：安排與花園有關的休憩活動

治療處理的重點／目的

影響園藝治療活動及任務選擇的其他重要因素，就是考量各項目的。在許多機構進行園藝治療前，要先評估個人的需要（見第二章），確認每個人的能力和強項，也就是治療重點和目的。下列為經過評估後列出的一些目的：

- 增加社交互動
- 加強表現合宜的社交技能
- 增加對時空的定向感
- 增加遵從多步驟指示的能力
- 增加健康的責任感及做決定的能力
- 增加認知能力
- 減少焦慮
- 加強感官刺激

通常評估需求時，不只評估個人能力、需求，還有他（或她）的愛好及對園藝的興趣。

服務對象的背景及好惡

　　園藝治療師也可提供專為園藝治療計畫設計的評估事項，有助於更明瞭服務對象對室內及室外園藝的興趣和經驗。園藝活動要有治療效用，活動就必須對參與者是有意義的；因此要先評估服務對象的需要，以恰當地配合哪部分的園藝工作。也藉由評估才知服務對象是否抗拒髒汙，或是否有過敏問題；只有服務對象對所做的事感興趣，他才會參與。治療師最好考慮到服務對象的背景、有多少園藝經驗，及喜歡和不喜歡的活動類型。

　　一開始就讓服務對象選用他所熟悉、喜歡的園藝活動，能給參與者安全感及歸屬感。服務對象參加園藝治療計畫一段時間後，可以加入新的目標、新的活動，讓參與者學習新技能和新概念，以增進其整體功能和能力。以「個人為中心的照護」模式（見陳示 3.4）就要瞭解服務對象的背景經歷和知識，才能為他（或她）提出當下的生活意義和目的。

　　這種背景知識也有助於瞭解個案一些行為的背後原因。「文化變遷」（culture change）一詞即指融入「以人為本」（person-centered, person-directed）的照護模式，雖「文化變遷」是長者照護先確定的，但其精神內容可廣用於不同族群的照護（參看陳示 3.4 及陳示 3.5 在園藝治療計畫融入這種「以人為本」的觀點）。

陳示 3.4　園藝治療實務：以人為本的照護模式

　　這是一種聚焦於個人價值的照護模式，注重每個人的獨特性，並讓他（或她）一起參與決定影響自己生活的照護方式。傳統照護與「以人為本」的照護有下列的不同：前者聚焦於疾病，後者聚焦於（病）人；前者管理（病）人行為，後者接納並瞭解所發生的行為；前者給予（病）人照護，後者與（病）人一起或並肩照護；前者管控生活能力與失去，後者增權益能（empowerment）與培養自主；前者是活動，後者是有意義的參與投入。

Virginia Bell 和 David Troxel 在美國阿茲海默症期刊（American Journal of Alzheimer's Disease & Other Dementias）中寫道：「以人為本的照護目標是要感動人、即使只有片刻，由失去轉為實現，孤獨轉為連接，悲傷轉為愉快，困惑轉為定向，焦慮擔憂轉為心滿意足，挫折轉為平靜，恐懼轉為安全，多疑轉為信任，憤怒轉為寧靜，及困窘轉成信心。」

陳示 3.5　園藝治療實務：在園藝治療計畫實行「以人為本」照護

1. 認識照護對象為不同的個人。以他們和植物／花園及其他方面的生活經驗作為連結。

2. 與照護對象一起擬出目的。探訪每位對象，瞭解他們個人的興趣與喜好，確定想達到的成果。如果服務對象不能用言語表達，可以和他的家人談談，並由服務對象的社交史收集一些訊息。

3. 提出有意義的活動，如耙土、澆水、栽種，給期望體驗的照護對象。

4. 設計能將成品送給他人的活動，如插花、組合盆栽。

5. 盡可能時常提供選擇的機會給服務對象。

6. 讓服務對象分享他們在植物和自然上的知識。只要在小組討論中，讓服務對象有機會發表即可。而在較大型的團體，參與者可展示插花技藝或做一道蔬菜料理，和大家分享。

7. 有一個安全的空間，讓參與對象在情感上和實質上都能「融入」。提供舒適的環境、適合參與者能力的活動、營造夥伴關係的機會，這些都是達成目的的方法。

以上就是將「以人為本」概念融入園藝治療計畫的一些建議。美國有兩個全國性的非營利組織——先鋒網絡（Pioneer Network）及領導世代（Leading Age），都是推動「以人為本」於長者照護的先驅，並為長者發聲。這是獲得更多有關「以人為本」資訊的絕佳來源。

情境分析

　　完成服務對象的一般評估後，園藝治療師可進行情境分析（situational assessment）。就是當服務對象在從事園藝活動時，對其進行正式或非正式的觀察。情境分析可以提供許多有用的訊息，像服務對象如何著手以及完成每件活動，可以記下在園藝治療用到的技能和行為，而這可能與其他治療環境不同。在職業訓練機構（或任何任務導向機構），情境分析可以得知服務對象在特定工作場域的工作潛能。治療師在職訓計畫中可做一份書面範例，包括下列項目：

- 任務
- 目標
- 所需配置／用物
- 對評估者的指南
- 對服務對象的指南
- 注意重點
- 評分準則

　　根據所收集的資訊，治療師選擇些活動或工序作為訓練計畫的一部分，幫助服務對象得到所需的技能，從事想要的工作。

計畫連續性成就個人發展

　　園藝治療計畫要有連續性（continuity）才能建構成功的個人發展。計畫不只是活動，而是活動相互連接並彼此建立的過程，這才是個人成長的有力基礎。連續性使計畫有清楚的次序，而不僅是一群隨機事件的集合。園區隨著季節的進展，讓園藝成為這種連接的理想媒介。透過下列做法可以達到連續性：

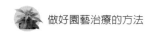

- 定期活動安排，理想上至少每週一次
- 選取能互爲基礎的園藝活動
- 再檢視做過的計畫，注意有什麼改變，可以對季節與地點有概念，作調整
- 利用花園的自然季節發展
- 記住活動只是一個整體的小部分
- 維持固定的工作地區及貯藏區域

活動規劃的其他考量

除了前述的注意事項外，規劃者還要考慮到：每個園藝治療的地點有什麼可用的資源？在現場的工作人員有幾位、什麼性質？對所有會接觸到園藝治療空間與材料的人，必須所有選項盡可能不帶來風險。治療師必須保有彈性，並採用有「實證依據」的活動與服務。

機構的資源與限制

要進行園藝治療計畫的機構也會影響活動的選擇，一些重要的考慮因素如下：

- 可進行活動的時間範圍
- 經費
- 活動空間使用時的其他用途
- 有沒有水可用
- 室外及室內園藝區的大小
- 植物生長區的最低溫度
- 有些什麼材料、工具及設置
- 服務對象人數
- 服務對象留在機構的平均期間（例如，通常待二週，但在短期精神病院或婦女庇護所可能日數短些）

機構工作人員

機構內有幾位工作人員及／或志工，能協助園藝治療活動，有助於決定活動的選擇。需要在花園內走動的活動，理想的員工或志工人數與需要協助的服務對象比為 1：1，這是為確保所有參與活動者的安全及參與感。需要準備相當多材料的活動，應選擇有足夠志工協助時進行。在活動型的計畫，需要一系列步驟的活動，最好有員（志）工負責分配材料，並隨時提供協助。並非所有計畫都要這樣，有些活動或任務可以讓服務對象全程參與每一步。

最後要注意，活動時間外還要照顧植物。如果計畫中的園藝治療師只是兼職性質，由服務對象、員工或志工澆水及照顧植株的承諾狀況，也會決定園藝活動的選擇。有強力的照顧承諾，就可採用維護要求高的活動，如室內播種繁殖或種植一大片花園。如果承諾度低，園藝治療師會採用的活動是：課程活動結束就可讓服務對象帶走成品，或選用維護需求低的植物和園區設計，這樣可減少由他人持續照護植物的需求。

風險管理

風險管理（risk management）是指在園藝治療計畫，選擇活動要考慮一些安全準則。如果服務對象有高度困惑的狀況、或還太年輕、或有自我傷害的危險，就只能用無毒性的植物。許多地方的防毒中心和網路上都有毒性植物名單表。一個通則就是「只要有疑慮的，就不要種」；同樣，也需要知道在活動或花園所用材料，如肥料、農藥的可能毒性。另外，對有些服務對象，也需要注意銳利的器具和材料，使用時要有工作人員督導，活動前及活動後都要清點工具及數量。

其他要考慮的是光敏感性，因有些藥物的副作用就是皮膚對陽光敏感，容易被嚴重灼傷。有些人的病情會使他怕冷或怕熱，例如，有多發性硬化症（multiple sclerosis）的人，可能溫度調節有問題。如果活動用到香花、香藥草，或香包材料，要考慮到有些人可能有呼吸問題，例如氣喘。園藝治療計畫經常包括食物品嘗活動，治療師就要瞭解服務對象的飲食限制和食物過敏問題。

在花園、溫室，和活動區最重要的是安全，通道、走廊一定要有充分照明，不要有障礙物，以免坐輪椅的或有行動問題者被絆倒。而在監獄、失智／腦退化中心，或精神健康機構裡的花園和溫室區，也要注意另種安全（security）。

仔細檢視當初的評估，並與主要工作人員和服務對象有清楚的溝通，才能提供安全、成功的園藝治療活動。

變通性

除了前述對規劃的建議外，治療師要能變通（flexibility），他至少要多規劃一個活動備用（Buettner and Martin 1995）。

在園藝治療，要顧到許多變項，如：服務對象的各種情況、氣候變化、工作人員及植物的生長速率，這些都會影響計畫。可以調整活動，讓一群能力不同的服務對象在同一環境彼此互動。一些重要的調適方法如：改造環境、替換材料、只做一部分的活動，或調整協助的方式或程度。

在第四章會有更多有關調適和修改的訊息。能調整活動、具備一兩種備用的活動材料，在需要全盤改變的時候就有用了。當有這種需要的時候，一些建議課程有：花園賓果（garden bingo）、整理修剪植物及施肥、押花、用花園的花來插花等。這些活動及直接進行園藝體驗的活動，所需的準備時間很短。

有實證依據的活動

治療師要善用其他從業人員已成功運用在特定對象及計畫類型的資訊，有關其活動、使用植物，及工序等。回顧文獻、通訊刊物及社群媒體上的實證報告，有助於規劃的更好；對預算經費也有正面作用，因為不會浪費時間或材料在不是那麼有效的活動上。第五章有更多實證依據的活動（evidence-based practice）資訊。

規劃符合季節性及有效運用園藝資源

園藝治療計畫的機構及目的設定後，在有些機構，治療師就可規劃當年的活動日曆。規劃過程有助於治療師保持活動符合計畫目的及服務對象，有意義的納入園藝資源。活動日曆決定園區規劃和植物選擇，以得到順應自然循環的活動，並幫助展開有效的採購和預備。

建立季節性活動日曆（seasonal calendar）

建立這樣的行事曆，可以排出園藝治療活動的順序。要做一個以活動為主軸的日曆，注意事項如下：

- 列出與服務對象的個人或社區有關的重要節日（參考附錄 II 的節日表）
- 列出與園藝／自然有關的節日，例如，植樹節、地球日、夏至／冬至、園藝治療週等
- 列出組織／單位的既定慶祝或特別活動的日期
- 研究可適用於服務對象的各種慶祝事宜，活動治療師和遊憩治療師通常訂閱有這些資訊的新聞通訊
- 每個月有一個相關的生日石，每個月也有一個代表的花卉，這些都可容易的納入方案規劃

建立種植曆（planting calendar）

建立好季節性活動日曆，就可建立室內外的園區栽種時間表。一開始，先要決定特定節日計畫或販售所需要的植物，例如，母親節的盆栽植物、節慶孤挺花展示、情人節綠雕花飾、花壇植物，或切花等。有沒有各種植栽計畫，如玻璃瓶栽或組合盆栽要用的植物？這些活動都需要前置活動，先繁殖需要的植物。母親節的植物與情人節綠雕／花飾至少需要提早三週繁殖，孤挺花要在十月下旬就要促成栽培，才能在十二月展示。參考附錄 II，有一些節日產品的栽種時間表。

所安排的戶外園藝時間表，應包括冷涼季和溫暖季要種的植物及種植

期。確認好植物移植至園區的時間，可以決定何時開始室內播種。種子袋上及種子繁殖的書都會有播種期的訊息。決定了種植日期後，就可依日曆上的空白日期安排活動。不以活動爲主的計畫，所排的作物時間表可依據銷售、季節、室內外的生長空間及服務對象的需求等。

戶外及室內的園藝計畫相配合

園藝治療計畫所要用的大部分材料，理想上是由參與者種植。像冬天插花所用的材料要由服務對象先種好保存，或有些機構屬於短期停留性質，就是之前的住民所種的，如此計畫就有連續性。在植物生長期間，可以做押花或乾燥花。麥稈菊（strawflower）、千日紅（globe amaranth）和其他耐久的植物可以採下後，用金屬線加固或掛起。香藥草也可採後乾燥。花卉計畫讓人有機會表達創意，做成禮物送人，並與花園有持續連結。在有霜的地方，霜降前就要開始把園區移入室內（附錄 II 列表說明做法，可做出很豐富的計畫）。在所有插穗和盆栽移入室內前，先用肥皂水處理，以免引入蟲害。冬天將園區放到室內，也是讓參與者保持投入的重要過程；將植物的完整生活史和園區融入計畫，有助於參與者更明白並接受自然的（包括自己的）生命循環。

活動的構想來源

園藝治療師的一個重要任務，就是要想些活動新點子。課程點子的來源很多，包括花園本身，及計畫領導者的想像力（參見陳示 3.6 花園爲重要活動資源）。有些書提供治療師活動構想，還有許多其他資源（參見附錄 II）。看著可能進行的園藝活動，很重要的考量就是：這個構想能不能配合或符合服務對象的需要和能力？（見第四章更多有關活動調適的資訊。）

因爲園藝活動是要幫助參加的人達到特定目的的工具，凡需要治療師或志工介入最少的活動（讓服務對象有最大的獨立性），才是最有效的。活動性質要適合年齡、身心能力，並要能給服務對象帶來自尊。在溫室或苗圃生長植物的計畫，產品是要銷售的，那麼品質就很重要，選用的活動必須適合參與活動者的能力。

陳示 3.6　園藝治療實務：花園爲重要活動資源

　　園藝治療師是規劃者，而專業服務各方面都需要有規劃。治療師要做整體規劃，訂出個人及團體目的、處理技術、園區設計、種植時間等。一個最固定的規劃需要就是想出符合個人及團體需求的活動、活動架構和所用材料。而在這過程中，用花園作爲重要資源具有多重優勢：

- 花園的實境讓參與者看到生長、成功及挑戰
- 花園呈現的季節性，帶給參與者對地點、日子及時序的定向感
- 花園內就有活動可用的大多數材料，降低採購或運送課程材料的需求
- 花園一直有變化，讓花園保持新穎有趣，給人新的樂趣與事情去做
- 特別是室外花園，會引來鳥類及蝴蝶這些訪客，讓種植者連結到機構或住處以外的更大世界
- 花園會帶來回報，種植者投入到植物生長過程的各部分，可培養管理觀、成就感、滿意度及歸屬感

以上所舉只是以花園作爲活動創意來源的部分好處。

由 R. L. Haller 提供

園藝靈感

　　除了做園藝和植株栽培外，還有很多網站、園藝雜誌、電視節目可以激發出有趣、有推動力的活動。其他非常好的資源還有「全國性園藝協會」（National Gardening Association）、「合作推廣服務」（Cooperative Extension Service）所做的方案，提供材料給青年園藝。而青年園藝資訊通常著重在室外園藝，並且書寫的方式很容易適用於園藝治療服務的特定對象。與溫

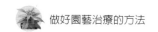

室、社區花園和園藝企業的經理人建立關係，就是園藝參觀及活動用的植物材料的寶貴資產。選用園藝活動的準則有：

- 活動或任務要有意義及治療作用
- 所用植物要安全（無毒、無刺等）
- 所用植物能在該計畫的環境裡生長，考慮植物喜陰或喜陽、室內外溫度、植物耐旱性、及生長空間等
- 活動要配合預算及時限
  （例如，植物材料能自行繁殖？或需要採購？）
- 所用植物容易生長及維護，容易成功。但有時維護度需求高的植物也有好處，因為就有持續的任務與活動

花藝設計及園藝工藝構想

許多網站、部落格、社群媒體、雜誌、電視節目及自然工藝的書，都是提供花藝設計和園藝工藝構想的絕佳資源。花些時間去花店、園藝中心及工藝店或工藝展走走，就能得到一些新想法。選擇花藝或工藝活動時，要考慮活動是否有治療性，是否能調節到適合服務對象的年齡與能力。還有材料費，或材料在園中生長的可能性，或自然採集，也要考慮。利用參與者種出來的材料加以藝術著力，是最值得、最有意義的投入（圖 3.8）。

向自然學習的構想

向自然環境學習就可以是活動主軸，或用以增進計畫的多樣化。園區是觀察自然、連結自然的奇妙地方。全國性組織如「植樹節基金會」（Arbor Day Foundation）及「地球日基金會」（Earth Day Foundation）就是兩個例子，能提供教室用材料及園藝治療計畫用的植物材料。「美國國家森林局」（National Forest Service）有很好的自然海報，可用於教導環境觀念以及美化活動區。

周圍環境是另一個來源，有許多材料可用於學校的孩童，也可加以調整、適用於特定族群。許多城市和社區有和自然相關的組織，像是自然中

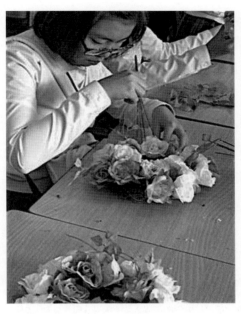

圖 3.8　園藝治療方案通常會納入花卉作業。（相片由陳瑞源提供）

心，或公私立公園，可以去參觀，或成為計畫構想和材料來源。各種植物園提供民眾園內導覽、課程及書面資料。自然保育團體奧杜邦協會（The Audubon Society）有豐富的鳥類資訊，通常也會提供鳥食給非營利組織。

自然研究或環境活動地方的選擇標準是：活動的療癒性，地點是否容易到達，活動是否適合服務對象的年齡和能力。

總　結

總言之，一個規劃良好的園藝治療計畫，著重在服務對象上 —— 他們的治療目的、他們個人喜歡與不喜歡的事物。選擇活動的其他準則包括：

- 活動的治療性
- 機構類型
- 工作人員（人數及性質）

- 風險管理
- 具有連續性
- 可規劃成季節性活動曆
- 調適性
- 有成功實證

　　依照本章指南，有助於確保園藝治療計畫安全又成功，其中的參與者、花園、工作人員、家屬，和機構都能繁榮成長。

延伸閱讀

1.　Bell, Virginia and David Troxel. 1999. The other face of Alzheimer's disease. *American Journal of Alzheimer's Disease* 14(1): 60-64.

2.　Carter, Marcia Jean. 2011. *Therapeutic Recreation: A Practical Approach.* 4th edn. Long Grove, IL: Waveland Press.

3.　Catlin, Pam. 2012. *The Growing Difference: Natural Success Through Horticultural- Based Programming.* Create Space. doi: 9781477429662.

4.　Cole, Marilyn B. 2005. *Group Dynamics in Occupational Therapy: The Theoretical Basis and Practice Application of Group Intervention.* 3rd edn. Thorofare, NJ: SLACK.

5.　Geboy, Lyn and Beth Meyer-Arnold. 2011. *Person-Centered Care in Practice: Tools for Transformation.* Verona, WI: Attainment Co, doi: 9781477429662.

6.　Leading Age. http://leadingage.org (accessed July 14, 2015).

7.　Pioneer Network. http://pioneernetwork.net (accessed July 14, 2015).

8.　Wood, Debra. 2013. Building a person-centered culture for dementia care. *Leading Age* 3(5), September/October 2013.

參考文獻

1. Borg, Barbara and Mary Ann Bruce. 1991. *Group System : The Therapeutic Activity Group in Occupational Therapy*. Thorofare, NJ: SLACK.

2. Buettner, Linda and Shelly Martin. 1995. *Therapeutic Recreation in the Nursing Home*. State College, PA: Venture Publishing.

3. Rice, Jay S. 2012. The neurobiology of people-plant relationships: An evolutionary brain injury. *Acta Horticulturae* 954: 24-28.

筆記欄

第四章

與計畫參與者一起合作
——治療師、訓練者及輔助員
應用的技巧

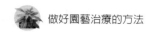

引　言

　　本章探索在園藝治療方案中，跟參與者一起作業的技巧。所描述的概念及方法，可用於多種類別的醫療照護及公共服務領域，並作為促進正面結果的基礎。這些方法對團體領導、教師及方案輔助員亦十分有用。當治療師／帶領人採用這些方法，便可以把服務對象的成長及功能發揮至最大程度。這些技巧包括：

- 推動措施及團隊領導
- 善用自身的治療特質
- 激勵及行為管理
- 培訓方法
- 調適及修改

推動措施及團隊領導

　　雖然不全然如此，但大部分園藝治療團體人數是由三、四位至十五位或更多人。因此，有效的規劃、推動，及團隊領導技能，是園藝治療師應具備的重要技巧，亦同時適用於社區園藝方案的領導人。在作規劃及帶領小組時，要考慮的有：服務對象族群、他們的個性、團隊的目的和屬性、要執行的活動或任務，以及進行活動課程的機構。

　　一群個別人士集合起來，他們認同、互動及有共同目的，便可視為一個團體（Austin 1991）。由於種種原因，不是所有園藝治療團體都能達到這樣的「團體感」認同。例如，小組成員經常轉換，因為能力或其他情況導致成員之間互動很低，又或小組可能只有一節或數節活動課程是大家在一起。帶領者刻意地培養團體的形成，是促進個別團員發展的一種方法。團體作業模式可以給參與者一個明顯的優勢，就是透過團員間的互動及關係，滿足他們的需求（Toseland and Rivas 2001, Schwartzberg et al. 2008）。在園藝治療團

體內，參與者會跟治療師、植物，及其他組員建立關係；這種團體互動，提供了各種機會去支持、回饋、練習社會角色，以及運用各種社交技巧，如合作、溝通及信任（圖 4.1）。

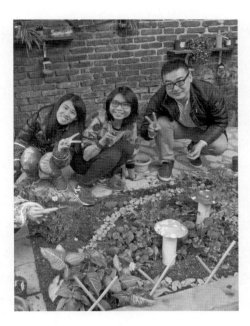

圖 4.1　以團體進行園藝操作，為參與者帶來眾多社交及情緒上的益處。
（相片由香港園藝治療協會提供）

團體屬性

　　本節會先看有哪些團體屬性及如何被應用於園藝治療方案。團體可分為**活動團體**（activity groups）、**支持團體**（support groups），或結合兩者之團體（Finlay 1993）。

　　活動團體會聚焦於任務／工序或社交經驗。其中**任務活動團體**（task activity groups）把焦點放在所需執行的園藝活動或任務；目的包括，發展專注力、集中力、任務完成能力、合作性、創意，或職業技能；團體努力的成果是有價值及激勵性的。**社交活動團體**（social activity groups）則強調休閒興趣及社交接觸，並鼓勵參與者互動、合作，及獲得快樂；園藝治療作業以活動團體最常見。

另一方面，支持團體會集中於溝通及／或心理治療（psychotherapy）。其中**溝通支持團體**（communication support groups）的目的是互相分享經驗和感受，從而為組員提供支持。**心理治療支持團體**（psychotherapy support groups）會著重於反應、人際關係技巧，及感覺；幫助成員應付心理問題，於團體內達成個人目標。這四種團體屬性應用於園藝治療的例子，簡述如下：

- 任務活動團體：以園藝或就業生產為重點的團體
- 社交活動團體：在輔助生活（養護）機構的園藝俱樂部
- 溝通支持團體：利用園藝隱喻及經驗分享的團體
- 心理治療支持團體：透過小組形式進行園藝操作，來探索個人感受及關係

實務上，園藝治療團體可以包含不只一個上述焦點。例如，參加一個長期照護機構的「園藝俱樂部」，住民可以學習園藝技巧，進行社交並獲得快樂，以支持方式互相交談，以及於部分活動課程中分享感受。在這種機構或其他機構也好，團體重點會因應參與人士當時的需要而轉換。實際上，小組的團體屬性可以既是以任務及社交活動為主，又同時是溝通支持團體（圖4.2）。

領導風格

園藝治療團體要獲得成功，園藝治療師必須有效地帶領小組。帶領者的規劃、準備及風格均會影響團體的成果。目標就是要營造及引導團體，使參與者的成長及功能發揮至最大程度。領導風格（leadership styles）會因應團體屬性或目的、團體功能水平，及所要執行的園藝活動而改變。在不同情況下，要採用不同的角色。在任何時候，帶領者／治療師可能扮演教師、策劃者、教練、輔助員，或激勵員。舉例而言，在一個抗癌人士的支持團體，治療師擔任教師角色，給組員提供熱帶植物的栽培資訊，和設計栽種一個組合盆栽的技術。而當服務對象談論他們活動中的選擇，如何比擬於所做的生命選擇及生活平衡時，治療師的角色便轉變為討論輔導員或輔助員。需要有周全的考慮和適應當前需要的靈活性。

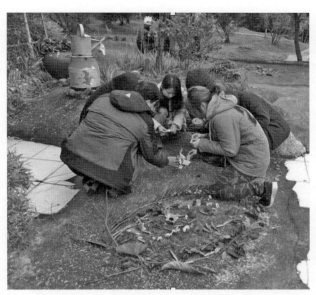

圖 4.2　園藝治療團體經過有策略的設計，以滿足成員及整個方案的需求及目的。
（相片由陳瑞源提供）

　　通常所描述的領導風格有三種，就是**權威型**（又稱為**獨裁型**）、民主型，及**隨性型**（Austin 1991, Finlay 1993）。三種風格代表從指令型到非指令型，每種產生明顯不同的結果。**權威型**（authoritarian）領導的特點是強烈控制的團體行動，每一步均經指導並受到嚴密監管。另一端就是**隨性型**（laissez-faire）領導風格，帶領者只給很少的指示，由團體組員自行作出決定及採取行動。而一位民主型（democratic）領導會概述手邊的任務／工序，提供選項和一些指引，並鼓勵團體討論如何做及做什麼。

　　治療師或許對使用其中一種風格感到最安心，但能自在地運用各種風格也是十分重要的。讓園藝治療方案即使遇到許多不同情況，也可以促進團體成長及團體運作。每種風格有其優點，適用於表 4.1 所述的情況。

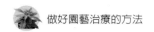

表 4.1　園藝治療實務：領導風格

領導風格	描述	適用的情況
權威型	• 主導式手段 • 可能養成依賴性 • 責任在於帶領者	• 新組成的團體 • 完成任務的時間有限 • 任務的表現有高標準 • 團體人數多 • 參加者的社交技巧有限 • 參加者有認知缺損 • 有負面／擾亂秩序行為出現 • 安全最重要 • 結構對於團隊運作是重要的 • 做選擇會使服務對象感到威脅或產生畏懼
民主型	• 組員參與決定 • 要預留時間討論 • 有團隊感	• 有足夠時間作討論 • 社交技巧是團體的主要目的 • 團體運作良好 • 成員充分參與的重要
隨性型	• 非主導式手段 • 開放及寬容 • 以服務對象為中心 • 由團體成員採取行動 • 著重獨立性	• 強調創意 • 目的是信賴及責任 • 團體成員有能力給予及接受社會影響 • 小團體 • 成員要自行訂下議程 • 完成品的標準有彈性

　　要為每種情況選擇一個合適的領導風格，園藝治療師需考慮服務對象個人和團體的能力水平、機構環境、要進行的園藝任務類型，以及完成品的相對重要性。例如，權威型領導可能適合有嚴格品質標準要求或時間受限的職業機構，首要注重的是安全問題。而在另一面，對於一個小型、成員是癌友的園藝治療支持團體，隨性型的領導風格就較有利，因為會著重創意及個人選擇。

培養功能性的團體行為

　　按奧斯汀（Austin 1991）的描述，團體成員表現兩個主要功能 —— **任務功能及社會—情緒功能**。當用「**任務功能**」（task functions）描述團隊動力，即是指那些活動是要幫助成員達成目的，不論是認知、體能、情緒、社交或職業方面的目的。而團體的「**社會—情緒功能**」（social-emotive functions）就是要促進達到一個正向的團體氛圍。

要使團體把這兩種功能都發揮好，園藝治療師必須提供有效的環境、架構及帶領，並能處理非功能行爲的發生。帶領者要鼓勵有助於團隊達成目的及滿足團體需求的行爲（Schwartzberg et al. 2008）。園藝治療師在帶領團體時會面對各種挑戰，包括與參與程度及干擾行爲有關的挑戰。若參與受到限制或是干擾，陳示 4.1 提出一些回應的問題。

陳示 4.1　園藝治療實務：參與程度

參與程度由不出席或不參與，至最明顯的討論和關注。遇到這些情況，要提出的問題有：

- 機構員工和同工有否透過協助接送參加者、時間安排、預先提示等措施來增加出席率？
- 什麼因素能激勵參加者出席和參與？例如，活動時間、地點及成品的用途，以促成全員參與？
- 園藝治療活動課程是自願性、還是強制性參與？課程是否綁在服務對象的獎勵系統？
- 服藥有否影響機敏性？
- 有沒有其他合適的途徑作個人討論、輔導，或解決困難？
- 有沒有鼓勵沈默寡言的成員參與活動？
- 對組員的專橫行爲，有沒有給予適當的回應？
- 服務對象有沒有陳述過阻礙其參與的障礙？
- 是否因經濟考量阻礙其參加？
- 活動是否合適和有趣？
- 團隊組員是否相處得來？

擾亂秩序行爲可包含：干擾、憤怒或侵犯的表現及奇怪或不恰當的社交行徑。舉例來說，干擾行爲包括：不斷要求幫助、呼喊、離席、打斷他人的

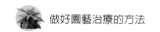

陳述或對話。而憤怒或侵犯的表現有：大喊大叫、言語或肢體威脅、破壞財物，或啼哭。至於不恰當的社交行為有：與陌生人擁抱、出現精神或妄想症狀，或對常見情況有過度反應。

當遇到上述或其他擾亂秩序情況，帶領者或園藝治療師首先要去處理犯事行為，盡可能減少對犯事者本身或其他成員的實際或感知的威脅。如有立即的人體威脅，整個團體要解散。一般來說，轉移個人至合適的行動是有效做法。一個失智症患者正在躁動的情況下，可能對治療師平靜的聲音，及可以投入的簡單園藝任務／工序會有所回應。能認出組員的怒氣正在升溫的信號，帶領者就能在危機發生前採取行動；可以指派他去從事如挖掘的園藝勞動任務，也可以用對話、適當地表達感受、放鬆運動，或其他技巧。

有些具體的園藝任務是可以引發行為改變的，包括從芳香植物（如薰衣草）採葉或摘花，其香氣如眾所周知能使人平靜；或一些重複的任務，如除草或耕種、鬆土。治療師透過對參與者的瞭解，可以選派他／她個人所喜歡的任務，如澆水。花園或溫室環境能夠提供很多使人平靜及轉移干擾行為的選項。

善用自身的治療特質

園藝治療方案的主要部分有：植物和種植環境、服務對象，及治療師。方案的根本就是：確立服務對象的目的，選出植物相關的活動，及推動達成這些目的。治療師的角色在這個過程是不能低估的（Schwebel 1993）；事實上，治療師跟服務對象建立的關係，是整個過程的關鍵因素。

治療師的角色

治療關係跟社交關係不同，前者是以滿足服務對象的需要為基礎。這段關係要有效，治療師（therapist）要先知道自身的態度、感受、偏見、價值觀，和理念，以及這些如何影響自身與每個服務對象的互動。這個關係的目的是為了實現服務對象的目標。為促進這個過程，治療師必須：

- 使用有效的溝通技巧
- 鼓勵令人滿意的關係
- 提供肢體上及情緒上的支持
- 推動服務對象去瞭解自己
- 瞭解治療過程

在治療關係中的其他元素有：

- 和諧
- 尊重
- 同理
- 眞誠
- 可靠
- 信賴
- 耐性

利用自身特質

建立一個不批判的氛圍，使服務對象達到最佳成長；**和諧**建基於**溫暖**和**接納**。言語和非言語的溝通（verbal / nonverbal communication）會顯出治療師對服務對象的感受和態度，這包含面部表情、姿態，及說話語氣。服務對象是和誠實、開放，及可靠的治療師連結，不論對服務對象的選擇、行爲、個性或外表的個人感受如何，治療師要給予尊重。這意指治療師要無條件地相信服務對象個人的正面價值（圖 4.3）。

在建立一個治療關係時，有時**自我披露**（self-disclosure）是有用及合適的。當探索共同感受或經驗時，表現出同理心是有幫助的。但在分享個人經驗時，必須小心處理，不要變成一個宣洩機會，而忽略了服務對象的需要。

爲治療關係**建立界限**（creating boundaries），可以產生信任和安全感。肢體碰觸要留意；每個人對身體碰觸的解讀不同，有些機構會禁止員工 / 服務對象的身體接觸。要注意身體姿勢和個人空間。雖然在園藝治療領域，有

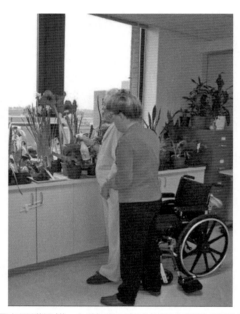

圖 4.3　園藝治療師在一長者照護機構，以尊重及真誠的態度與長者連結。（相片由陳瑞源提供）

些工作場地非常隨意，但是治療師的衣著要適當和符合專業，以免專業關係被干擾或分散注意。

　　因為改變緩慢、又是一小步一小步地，能夠表現**耐性**（patience）是一種很大的鼓勵和支持。這不代表要放棄大的期待，因為在達到服務對象目的的過程中，耐心可以強化關係，並對個人的努力送上支持。

　　最後，善用自身的治療特質，有兩個重要方面要考慮，就是與植物的關係如何培養治療師的成長和瞭解；以及與服務對象的關係又如何影響治療師的自我感覺。陳示 4.2 和 4.3 有更多維持健康觀點的訊息。

陳示 4.2　園藝治療實務：善用自身的治療特質

　　根據和基礎（ground）

　　與別人一起做事時，自己需要先接地。若沒有「接地感」，治療師為了感受內在的紮實，可能會要他的服務對象去達成指定目標，或

以某種方式行動。園藝治療師可以想像自己像植物一樣，有根伸入泥土，在工作時能爲之帶來平衡，穩固情緒或擔心。

焦點（focus）

園藝治療師去看看服務對象一生中曾擔任過的工作，是十分重要的。同樣重要的是，治療師要看服務對象，即使生活上有失能、患病或損害，仍體現全人完整的那一面。如果治療師緩和軟化自己的焦點，彷彿用邊緣視野（peripheral vision）來看服務對象，比較能夠緊抓住服務對象生命的大圖像。這樣做，治療師便更能協助服務對象也去同樣體驗。

自我照顧（self-care）

園藝治療師幫助人的能力繫於服務對象能夠照顧自己。治療師要有例行做法，支持自己的身心補給及放開工作，這很重要。

界限（boundaries）

要認知並不是園藝治療師把服務對象治癒，這點很重要。治療師是去促進服務對象與植物之間的關係，從而支持療癒的能量。

融合（blending）

園藝治療師的任務是幫助服務對象，去確立適合他們生活情況的治療目的。這份契約需要融入他們當時的處境。治療師不預先設定什麼對服務對象最好。唯一要控制工作方向的時候，就是當服務對象有傷害自身或他人的危險出現時。

結束（closure）

很多時候，園藝治療師與服務對象一起進行活動的時間很短，看不到工作成果。治療師須找一個合適時候跟一起做的服務對象做「終止」，這也很重要。園藝治療師能想像已完成與服務對象的契約，這有助於確認服務對象的生命會繼續展開。

由 J. S. Rice 提供

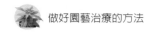

陳示 4.3　園藝治療實務：園藝自身

（備註：閱讀這部分時，最好是身處花園，並有植物作伴。）

在助人專業裡，自身特質的治療運用，包括在與他人一起投入時，有能力去反思自身如何受影響。放在園藝治療裡，這個反思還另外著重你作爲自然世界一部分的體驗。讀到這裡，放下書，請抽一點時間感受你跟這個大地之母的連結。

試著想像把你活力的根向腳下的土壤裡延伸。此刻你體驗到什麼？

把你的意識延伸至周遭的植物裡。當你呼氣時，看到你正餵養著植物；吸氣時，觀察著植物正餵養著你。當這樣做時，你留意到什麼？Inspiration（靈感）的拉丁文和古法語的字根，即是指肺部的吸氣，以及指我們被靈魂（spirit）啓發或催化的體驗，這不是很有意思嗎？

想到園藝：它如何在花園外影響你的生命？是否想過每位跟你共事的人，他們内在有很多種子？你學了什麼能幫助它們生長？

在花園裡，我們知道我們互相依賴。花園的成長不是單靠我們的努力或意志力，而是，花園代表我們與植物、風、雨、昆蟲、小鳥，都是生命的共同創作。這樣的認知會如何形塑你作爲一位園藝治療師呢？

由 J. S. Rice 提供

溝通技巧

留意前面曾提及的有關治療關係的元素，就爲有效溝通建立了基礎。如果服務對象害怕他們沒有「綠手指」（譯按：英美人士比喻「精於園藝」），就幫助他們先放輕鬆來操作植物，這是另一個有用的第一步。對大部分人來說，尤其當他們有記憶、抽象思考，或不熟悉的問題時，用圖片、示範和植物本身就可幫助活動過程順利。

討論時，開放式提問可引起較長的回應，並從而鼓勵對想法和感受的描述。「為何」和「如何」的問題會使人趨向防備。在適當的時候，以植物世界的例子來說明各點，讓抽象概念更具體，或給予提示，如陳示 4.4。

幽默通常有助營造一個正向、放鬆的氛圍，特別適用於治療師所熟悉的服務對象。陳示 4.5 有一個運用幽默的例子。某些情況，如任務可能令人受挫、要減緩嘗試新事物時的焦慮或緊張，或在教導減壓的應對技巧時，可以禮貌地加入幽默，是一個好技巧。然而對有些人，如抽象思考困難的，或有嚴重抑鬱症的，幽默並不會特別有建設性。

陳示 4.4　園藝治療實務：橡樹的提示

一名經歷腦部創傷的服務對象，很難察覺自己的身體姿勢，就用橡樹來作提示。這名服務對象坐著時，會慢慢開始傾斜，直到最後從椅子上跌下。一個可接受又合乎年齡、糾正他姿勢的提示，就是簡單地說：「像一棵橡樹一樣」。他選擇以橡樹作提示，對他來說，橡樹象徵力量和挺直。比起經常聽見治療師說「坐直」，橡樹是較有尊嚴的提示。

陳示 4.5　園藝治療實務：植物與幽默

幽默可以透過言語或栽植方案本身，穿插在園藝治療活動課程中。考慮去購買或創作有臉孔的容器，並選種一些植物長成頭髮，或在植株或花盆上加鼻子和眼鏡。又可以為多肉植物配上名字。

在種子袋上寫下與原來種子相關的雙關語，作為卡片，如：beet 的種子袋寫上「my heart beets for you」，我心為你跳動（中文為：紅色根恭菜／紅菜頭，可寫上「鴻運當頭」）；lettuce（萵苣／生菜）的種子袋上寫「lettuce be friends」，我們做朋友；豆類種子袋上寫「要逗人開心」（圖 4.4）。

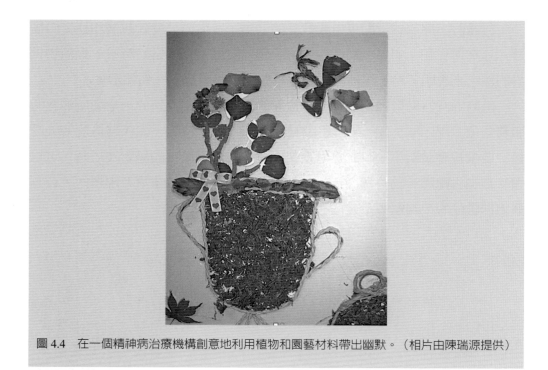

圖 4.4　在一個精神病治療機構創意地利用植物和園藝材料帶出幽默。（相片由陳瑞源提供）

　　人們以奇妙的方式回應植物。他們會被激勵去更努力嘗試、會因植物而忘卻自身限制、會受之前（及對新的期望）的經驗激發，而能夠達成很多身體上、社會心理上，和職業上的目標。這個與治療師的關係能把最適合的園藝體驗連結至服務對象，使服務對象獲得最大利益。

　　總括而言，治療關係的主要目的就是：

- 促進溝通
- 促進獲得新技能
- 鼓勵和支持邁向所立目的之努力
- 促進獨立

激勵及行為管理技能

　　對植物和花卉之美有興趣並享受的人士，園藝是一個有力的治療工具。這些人跟植物和花卉互動時，會回應其中的感官刺激（Haas and McCartney 1996）。另些人則受植物的用途，如食品、工藝品、裝飾品等等吸引。園藝治療師利用人對植物的反應，來激勵服務對象參與團體和個人活動課程。園藝治療活動課程是一個積極影響行為的理想場合，因為服務對象參與活動課程時，呈現出放鬆及非防禦性的身心狀態。

　　例如，在復健機構，物理及職能治療師、復健護士，以及從事精神上、行為上，和藥物依賴問題的專業人士，均發現，他們的工作因服務對象參與園藝治療活動而得到正面影響（Murrey et al. 2001）。服務對象較少煩躁、較無防禦性或較不緊張時，他們會比較願意接受有挑戰性的介入治療。

正向增強物（正面鼓勵策略）

　　植物的本性就會對照顧有所回應。澆水、施肥、修剪和整理的直接因果關係，就是帶來更健康的植物。新花蕾的綻放和果實都是參與者可以看見並感覺良好的切實回報（圖 4.5）。治療師用此概念來加強期望的行為，例如增加：

- 參與次數和程度
- 站立耐力
- 執行任務的耐力
- 在小組內與其他人的積極互動
- 對健康和幸福的重視

　　在團體內，治療師可以透過給參與者喜歡的任務，作為正向增強（positive reinforcement），從而管理參與者的行為和鼓勵有利社交的行為。例如，一名參與者在職前訓練場所，總要與他人爭吵。如果他在十五分鐘的除草過程中，沒有跟其他參與者爭執，在課程結束時就讓他做一樣特別喜歡的

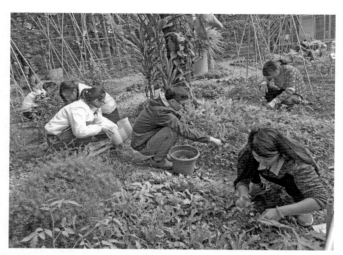

圖 4.5　栽種糧食銷售是給方案參與者真實、有回報的工作。（相片由香港園藝治療協會提供）

任務，例如，爲植物澆水。這過程很重要的部分，就是把參與者的注意力引導到想要的行爲和回報上。

　　參與者在花園或種植空間看見的花草樹木成長，可以加強達成目的和預期結果的進展。這種對生長的察覺是建立信心和自尊的有效對策。參與者甚至可以超越所訂的目的，並對自己達到的結果感到驚喜。當他們接受新任務時，其建立信心和自尊的過程就會持續下去，在認知、行爲和精神健康的目的上取得進展。園藝治療師可用言語確認參與者的成長和改變，或簡單給予口頭讚美如：「做得好」，便能推動進展，這是很有用的。

以園藝作爲激勵

　　在參與治療計畫前，參與者可能已有熟悉栽種植物的經驗。尤其對因爲受傷、患病或生活境況而失去獨立能力的參與者，栽種植物是有意義的活動。讓參與者把植物帶回自己的生活空間，可使他們重獲對環境的控制感。在栽植過程或活動中，參與者比較或對照自己的生活狀況，可以找到自己的意義和動力（motivation）。修剪植物既可刺激新芽也可除去徒長的枝葉，說明了個人生命中的「修剪」，就是要去掉抵抗不了的部分。

在有些方案裡，讓服務對象參與園藝治療活動是對良好行為的獎賞。例如，在很多矯正機構（懲教院、教養院、拘留所、監獄），犯人必須表現非暴力行為和遵守規定，才可參加園藝治療方案。當他們學習新的職業和應對技能時，這些良好行為必須持續；釋放後，他們才能成為對社會有貢獻的國民。方案促進行為的改變，也能幫助服務對象辨認是什麼妨礙他們更健康、更美好的生活。透過園藝治療團體的支持，服務對象學習如何應付這些障礙並開始去除它們。

照料植物的基本活動，可以當作用來推動自我改進的真實情況。例如，倘若行為不良將使服務對象被限制於所住的地方，不准參加園藝治療活動。就此，治療師可以容許植物不被照料，而不會去「救援」植物；透過自然的後果，這讓服務對象學習因果關係。

在有些方案中，參與者栽種並出售植物，顧客便提供正向增強（正面鼓勵）。參與者通常能夠跟顧客分享照料植物的有用資訊，顧客可以是同儕、員工或社區人士。生產讓別人好評、願意花錢購買產品的知識和能力，能使人充滿能量和鼓舞。參與者透過提供資訊和有價值的產品給別人，他們的角色也由被照顧轉變為照顧者。

祕訣和技巧

選擇最合適的植物、工序和活動，就是獲得最大期望行為回應的要訣。能將植物和活動配合參與者的喜好和興趣很重要。簡短的會談或問卷調查便可以知道參與者喜愛的花卉、顏色或香氣，還有特別的興趣，例如，烹飪或特定植物和園藝經驗。對於有些參與者，熟悉的植物、花卉和氣味使他們感到舒適，在不熟悉的新環境下增強自信心，和回想起往日時光。但另些人，卻被新的體驗和獨特的植物所吸引。為服務對象選擇最理想的治療方法之前，先要瞭解他或她對植物和園藝的態度，及其對生活環境或處理方案的感受。

　　亦需留意性別和種族背景。例如，跟一個男女混合團體介紹香草後，種植香草組合盆栽會比製作芳香花束（如 tussie-mussies 花束掛飾，或 nose-gays 花球）較有效用。女士們會較喜歡製作芳香花束，而種植香草組合盆栽的活動則較性別中立，有助於進行所計畫的討論。

　　還有些特別考慮是關於機構或服務對象的情況。就如有些人會因爲肺部問題或化療療程，對氣味較敏感；又或有些人能接受自然的植物香味而不能忍受人造氣味。還有一些人會因爲腦部受損而完全失去嗅覺。

　　值得慶幸的是，園藝世界的多樣性提供了豐富的植物種類和相關的園藝任務，可以適合不同興趣和能力的人士。如後面在「調適和修改」部分所述，當計畫目的達成，可以把活動和工序分級，增加難度和複雜度。溫室或花園建立起的安全環境，是學習新技術的理想地方。譬如，身處於溫室或花園環境的安全下，參與者可能更有動機去學習針對記憶或認知缺失的補償對策。一旦對這個對策感到自在，安全環境就可以轉換到其他就業或生活情境（圖 4.6）。

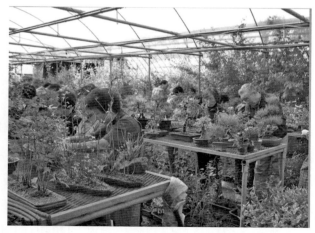

圖 4.6　溫室提供一個安全、帶推動力的環境，讓人願意嘗試新技能。（相片由陳瑞源提供）

培　訓

　　所有類型的園藝治療計畫都要求園藝治療師為個別人士、為團體提供教學或培訓。培訓可以包括不同複雜程度的特定園藝技能，由播種到修剪果樹，或是一個簡單的課程，如「在彩葉草植株上找出節位」。又或者目標是去幫助個別人士學習社交技巧、自理能力，或其他活動。本節著重在教學／培訓技術，用於帶領進行園藝任務或活動的個人和小組。治療師擔任培訓員或教師的角色，需要深入瞭解所要執行的任務活動、所要的學習類型，以及支持或發揮好表現的特定技術。

工序分析

　　要瞭解任務或活動就要有工序分析（task analysis）過程。（任務和活動這兩個詞彙在本章交替互用，是指服務對象要執行的園藝行動。）

　　本過程包括檢視：

- 成功執行活動的每個步驟（Lamport et al. 2001）
- 所需的材料、裝備和工具
- 在材料、指導，或環境上的可行調適或修改

　　亦可包含：

- 分析執行任務的必要技巧
- 檢視就文化上、年齡和發展上，任務的適當性
- 確定任務的治療品質

　　本節重點放在進行此任務的必要步驟，包括展開所需的認識和具體的行動。

　　分析的開始是先進行活動。比較有經驗的園藝家會忽略這個必要步驟。熟悉手邊的任務或活動會增加信心和有助於栽種成功，帶領者亦需要從服務

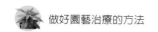

對象的角度去明白每個活動的意義、效果和需求。此外，去確定達成任務的最好方法也很重要，因為任何特定園藝任務都有多種可接受的做法。

首先，當進行任務時，治療師需注意和記錄以下資料：

- 任務進行時所喚起的任何想法和感受
- 任務完成所需的體能和認知能力
- 任務完成時的任何情緒反應

這幫助治療師／帶領者去瞭解活動本有的一些品質和對參與者的可能意義。明白其背景、文化，和健康狀況，均會影響服務對象對每個活動的反應和體驗。

其次，記錄活動所使用的材料、設備和空間。

最後，確認執行活動的必要行動。以具體、可觀察的用語依次序寫下所完成的各個步驟。換言之，描述所做的事，是別人能夠直接觀察的。要盡可能包括必要的細節，以清楚顯示所發生的事。觀看別人執行相同的任務是很有用的，可以利用觀察來修改順序步驟（見陳示 4.6 基本工序分析的一個範例，列有執行園藝任務的必要材料和步驟）。

陳示 4.6　園藝治療實務：工序分析

任務：以莖頂扦插方式繁殖室內觀葉植物。

材料：取插穗的母本、修枝剪刀、已填滿盆栽土的容器、水。

步驟：

1. 找出插穗母本的生長方向，標出莖的頂端。
2. 從莖端向下量出食指長度位置。
3. 以修枝剪刀剪下莖端（長度約食指長），剪下的位置至少要在第三節下（由莖頂向下算）。
4. 去除插穗最下面的一或兩節葉片。
5. 用手指伸入已填栽培土的容器中央，插出 5 cm 深的栽植孔。

6. 把插穗放入栽植孔，已去除葉片的下方節位要埋於盆土面下。

7. 手指輕輕把插穗旁的泥土按實，立穩插穗，確保節位與泥土緊貼。

8. 重複以上步驟達到所需繁殖數量。

9. 澆水。

以此範例作為起點，治療師可因應真實園藝治療環境，改變工序分析來提高其實用性，針對服務對象、地點和情境的特殊情形而增加步驟和材料。基本執行步驟可以調整，讓服務對象能成功完成活動。由場地、工具和材料選擇、執行的步驟數量或細節、所需的自發程度、活動時間多久這些做改變，以達到成功。

治療師根據對服務對象功能程度的瞭解，應該以鼓勵最可能獨立執行任務為目的，然後隨服務對象有進展而逐漸減少調整或支援程度。調整基本工序分析的結果是使培訓和執行能個別化。本章後面提供更多有關調適（adaptation）和修改（modification）的資訊。

一份有關執行步驟、修改和支援的清楚綱要，會帶給服務對象一致的期待。甚至讓不同培訓人員都能保持此一致性。再者，工序分析可以用來記錄執行每個步驟的成效，建立進度紀錄，以及確認後續培訓或調適的需求（見陳示 4.7 另一個運用步驟列表的範例）。

陳示 4.7　園藝治療實務：遵從指示的重要性

腦部受創傷的人在參與職業訓練計畫時，可能有一項目的是遵從多步驟的指示。在此情況下，很重要的是治療師需決定完成任務的最佳方法，給予清楚簡潔的指令，和提供任何必要的補償對策，使任務得以完成。一份步驟核對表就可作為喪失短期記憶的補償對策例子。

舉例來說，亞當不想依指令先把栽植盆填土、選一發根的插穗、移種入栽植盆、再加土填滿，而想以生產線模式來做（一次填土很多

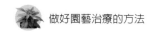

栽植盆，等等）。雖然他的方法仍可完成預期結果，但卻未能符合遵從指示的目的。就此情形，將由治療師作為工作上的主管來決定如何處理。要求服務對象在更改流程前需先徵求主管意見，提醒服務對象遵從指示在成功獲聘和保住工作是很重要的。同時也顧到了溝通技巧和恰當的工作態度。

備註：對於其他類型的團體，遵從每個指示可能不如「理解力」和「服務對象對成品的滿足感」來得重要。

學習種類

除了要分析執行的任務和活動外，清楚知道服務對象需要的學習種類也是很有幫助的。核心目標是要學習事實、概念、原則、流程、人際關係技巧，或新態度？表 4.2 顯示每項適用於這些目標內容的教學策略（Kemp et al. 1998）。

要決定學習種類和運用的技術，治療師也要考慮治療目的和參與者的能力。

目的和目標

學習種類和所用的培訓技術應符合服務對象的目標。例如，在一個就業園藝治療計畫，服務對象可能被要求參與表 4.2 所列任何一項學習種類。更具體說，他或她可能要學習移苗的流程或跟組員任務合作，是兩項非常不同的學習種類。重點端視個人當時的功能情況和處理目標。

個人的技巧、能力和經驗

所期望的學習種類亦會配合參與者的經驗程度。例如，一般需先瞭解事實，才能學習相關原則。同樣地，先讓服務對象知道事實（例如，辨識植物的部位），再教其流程（例如，取下室內植物的莖段做扦插）是有用的。

表 4.2　園藝治療實務：不同內容或表現的教學策略

內容	教學策略	園藝範例
事實	展示、練習和詳細複述	成熟的番茄是紅色的。
概念	展示、描述和整理	辨認可以採收的番茄。
原則	說明原則或規則	植物要有健康的根才能生長。
流程	示範、整理、闡述和練習	為幼苗移盆。
人際關係	模仿、想像和詳細複述	與他人合作混合泥土和把育苗盤填土。
態度	模仿、想像和詳細複述	園藝幫我減壓。

教學程序的策略

　　園藝治療的基本就是積極參與園藝活動或任務。服務對象透過治療課程，執行基本或複雜的流程。因此，園藝治療師經常被要求去教導流程。如陳示 4.8 治療師教導流程，最常以示範或某種模仿作為開始。這種常見的培訓技術及口頭和實際方法見於陳示 4.8，讓治療師有不同選擇來符合各參與者的需要（Callahan and Garner 1997）。

　　依機構和所服務的族群，園藝治療師可以發現這些技術各有其用處。不同技術亦可結合使用，如在口頭解說時，也同時示範或肢體提示。一般來說，治療師應選擇限制最少或干預最少的技術或協助，以示尊重和鼓勵獨立。當選擇培訓技巧時還要考慮其他因素，包括，服務對象的個別學習風格、安全議題，以及植物生產品質或園區外觀的重要性。

陳示 4.8　園藝治療實務：培訓技術

示範：展示實物或執行任務

- 使用常見又自然的教導或培訓方法
- 用可接受的方法來做一個流程
- 需要服務對象仔細地觀察
- 看見活動的最後成品和結果，有助學習和自信心

- 經常搭配口頭訊息來解釋細節或背景關係
- 啓動活動——多在服務對象開始前

言語上（verbal）：使用口頭解說、指示，或提示

- 讓治療師解釋細節或較大的圖像
- 可暗示或推動服務對象去開始下一步或去改正表現
- 可能會造成訊息過量，尤其在一個嘈雜的環境或混有交談時

肢體提示（physical cue）：以肢體動作去教導或推動，包括

- 手勢：指向物件或區域來推動下一步
- 模仿：不作聲地做出所要動作——模擬必要的舉動
- 在嘈雜環境下或有語言障礙時，十分有效

肢體支援／協助（physical assist）：以手疊手方式協助服務對象執行任務

- 對於嚴重認知、感官或肢體障礙人士，可能有用
- 有安全問題時有用
- 在必要時才使用，因爲此方法讓服務對象少了獨立性
- 要溫柔和尊重，不要強迫，要衡量服務對象的反應（圖 4.7 及圖 4.8）

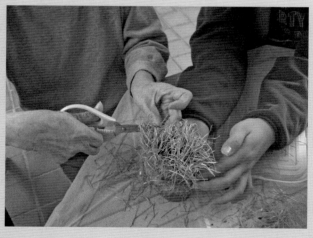

圖 4.7　一名園藝治療課的學生在練習肢體提示。（相片由香港園藝治療協會提供）

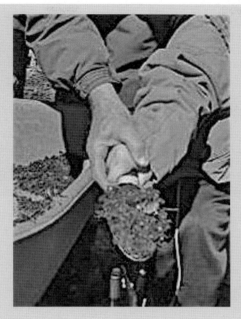

圖 4.8　當其他技術的協助不足，而服務對象能接受手疊手的協助方式就很理想。
（相片由陳瑞源提供）

學習風格

　　帶領者會使用種種教學技術來適應各種學習風格（learning styles）。每個人都會偏好或專注於一種方式來收集和處理資訊。他們可能喜歡利用視覺、聽覺，或觸覺處理來學習和保留訊息。同樣地，人們會透過各種方式來處理資訊——學習的最佳方法是依所考慮的廣義概念或順序模式、依直覺，或依觀察等等。

安全議題

　　要選擇能維持工作環境安全的培訓技術。例如，要教導一個患有弱視的四歲小孩剪下室內植物作繁殖用時，通常要給予實際支援（圖 4.9）。

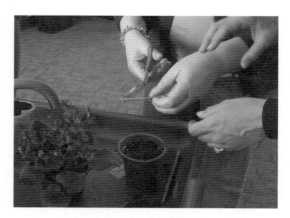

圖 4.9　使用尖銳工具時，需要運用比較限制性或支援性的訓練技術以確保安全。
（相片由 Christine Capra 提供）

園藝成功的重要性

　　選擇的訓練技術要根據植物生產需求，才能有一個有吸引力、妥善管理的花園環境。換句話說，是要衡量園藝治療計畫的類型、活動過程，及最後產品的相對重要性。要記住，一個管理優質的園區和成功生長的植物，一般均是參與者所期待並具有推動力的。

調適和修改

　　為符合園藝治療計畫參與者的不同需要、不同目的和能力，帶領者會調整方法和修改所要執行的活動。如前所述，所規劃的活動必須讓參與者能參加，又要合乎他們的年齡和能力。任何園藝任務都容許做程度分級和有多種方法去完成。活動調整要預先規劃好，根據對每位服務對象的瞭解，也可以標示於工序分析中。然而，在實際操作時，治療師看到各人功能情況後，通常需要當場修改任務的某些方面。就如一名參與者因為藥物或生病，比平常需要更多指導。有些人因為剛經歷了一件影響情緒的事件，可能較容易因為溫室活動空間的聲音而導致分心或受影響。還有，由於大部分園藝治療活動

課程是以小組形式進行，會經常遇到各種情緒、認知功能、體能，和社交技巧不同的情況。靈活性和對服務對象的關注，是園藝治療師的必備才能。

調 適

調適（adaptation）就是改變執行任務的方式，使服務對象達到成功。包括，使用改良式工具、調整環境和服務對象的姿勢，以及所提供的指導（Hagedorn 2000）。活動的結果或最終效果不變（Lamport et al. 2001）（圖4.10）。

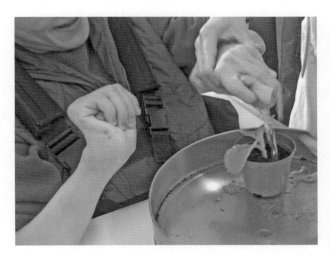

圖 4.10　有時調整就是簡單的多加一個工具，就能帶來獨立性和園藝作業成功。
　　　　　（相片由香港園藝治療協會提供）

舉例來說，在陳示 4.6 顯示的工序分析中，任務的最終結果就是正確栽種插穗和澆水。使用圓頭的剪刀作為工具調適，可以讓小孩既成功又安全地完成有關工序。對於自閉症患者，改變**環境**可能是必要的，讓人能專注於手上的任務，例如，安排整個任務步驟在溫室一處安靜地方或活動室完成。（雖不在本書範圍，但園區設計亦算是一種修改，在規畫園藝治療方案時也常要考慮。）以站立姿勢執行任務，例如，在栽植臺旁，就是**姿勢**的調適，提供邁向「增加站立耐力」目標的機會。所給的**指令**種類和次數也可以因應

參與者的需要、能力和目的來調節。對一位不能記住或跟從一連串步驟的服務對象，就可能要給只有一個步驟的口頭指示。陳示 4.8 描述了其他可以考慮、適用於培訓的指令種類。這些例子中，調適的目的是如何讓各服務對象完成任務而作更改——配合能力的方法。

修　改

除了改變完成任務的方法之外，任務本身也可以被修改（modification）或依照對服務對象的難度來分級（Hagedorn 2000）。隨著服務對象的進步或退步，遞增修改以促進完全參與和達成目標。像取莖頂插穗任務（陳示 4.6）的可行的修改或分級方法有：

- 改變活動**時間長度**或在指定時間內須完成的插穗數量
- 修改**難度**或複雜度，在活動開始前先預備好要栽植的插穗
- 調整活動的**要求**（可以是身體上、感官上、社交上、感知上或認知上的），如藉由要求組員分享工具和材料，改變任務的社交面向

就是修改任務本身，以配合執行任務者的需要和能力。

建　議

為園藝活動的調適或修改做選擇時，還要考慮正常化（normalization）和**賦能性**（empowerment）原則。所安排的活動對參與者來說應該正常和實際。例如，盡可能在花園內進行活動課程（圖 4.11）。要確定活動配合服務對象的年齡和他們的日常生活規律。透過提供選擇、園區無障礙特點、合適的挑戰和參與策劃的機會，使服務對象有能力可獨立執行任務（見陳示 4.9 如何提升獨立能力之範例）。

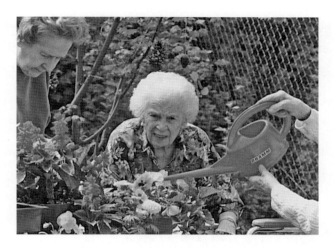

圖 4.11　在花園進行園藝治療活動課程，可提供很多機會和挑戰，使參與者獲得能力。
　　　　（相片由陳瑞源提供）

陳示 4.9　園藝治療實務：提升獨立能力

　　提升獨立性至最高可行程度是大多數園藝治療計畫的目的。雖然所採用的技術依服務對象團體和方案種類而有不同，但結果都是提升能力，激勵及增進自信和自尊。舉例如下：

- 在合適範圍內提供選擇，讓服務對象對生活環境有些許掌控，並提升他們對生活安排的滿意度。例如，可以提供三種不同顏色的絲帶讓他們選擇，或由他們決定要種植的番茄品種。

- 提供計畫要用的材料，但不要將所有材料放在每個人面前。鼓勵參與者在室內掃視看看所需要的，自發性提出要求某項材料或自行去拿取。

- 為鼓勵運用解決問題的技巧，容許小組自行選擇：如何完成任務、在園區內要增加的項目、處理狀況（如九層塔上有蚜蟲）的方法。

- 園區裡有不同高度的種植容器或植床，讓需要站著、坐著或坐輪椅者都有參與園藝的機會。

　　治療師需注意只在必要時才修改活動，為讓服務對象體驗園藝的實質而妨礙最少（Buettner and Martin 1995）。各項修改是要幫助個人和團體達到既定目的和目標。陳示 4.10 和表 4.3 顯示如何針對特定族群和目的而改變基本活動。附錄 IV 列出就各種問題的參與者所採用的園藝治療策略，這些方法也可應用於表列以外的很多不同場所。例如，在重鬱症要處理的一個問題是自尊低落，在很多族群和場所也都有此問題。注意每一個想法，是為了處理服務對象所面對的問題。

陳示 4.10　　園藝治療實務：調適和修改活動

　　要製作一個桌上擺設 —— 植物綠雕（topiary），服務對象以 12 號（譯按：粗細度）有塑膠塗層的銅線彎扭出造型。將框架造型、培養土和長春藤（又名常春藤）放在合適的花盆中。當長春藤依框架纏繞於上，便完成工作。注意此基本活動如何依下列團體被修改及／或被調適。

住療養院的長者

　　該節的活動課程目的是激發院友之間的社交互動，提供懷舊和表達創意的機會。院友按指示將綠雕造型設計成適合冬季節日使用，例如，常綠樹（像松樹）、花環（圓形）、星形，諸如此類。除長春藤外，也會提供院友絲帶和乾燥花做更多裝飾。討論會包括節日的裝飾品和傳統。若院友患關節炎或手的抓握力較弱，可使用較易彎的 14-16 號銅線。

有慢性病的成年人

　　此支持團體的重點是促進討論，從而幫助參與者確認生活中有哪些地方需要支援，並談論塑造生活新方向的對策。服務對象依指示做出象徵他們所想要的成長和改變的造型。提供剪線鉗和配飾，如乾燥花、創意絨條（毛根）、工藝棒（craft sticks）和絲帶，讓參與者發揮最大創意。

有智能障礙的成年人

在一個職訓計畫下，這些成年人負責製做綠雕花環要在春季銷售會販賣。他們按照指示製作一致的可售產品。先準備一個範本或模型以統一造型。一個圖片清單貼在工作桌上，以協助服務對象製作造型和種下綠雕植株。

表 4.3　園藝治療實務：調節方式

服務對象的失能 / 疾病	調節方式
智能或發展障礙	• 限制植物種類的選項數 • 不要使用易斷的植物
膝或髖關節置換	• 提高種植面以鼓勵站立 • 預備多種植物和配件供選擇，以增加過程中的專注力
中風，左側受影響	• 把一些材料放在服務對象的左側，以鼓勵視線掃描工作空間和使用左手 • 提供幾個選項來鼓勵規劃和組織
慢性病	• 預備多種植物，讓服務對象選擇能代表他們目前的短期和長期健康管理目標的植物

備註：透過製作組合盆栽的活動範例，說明依據治療需要或為推動獨立性而如何調適同一項活動。

總　結

為使計畫參與者的潛在目的能最大化，園藝治療師需要懂得並施行一系列的技巧和技能，運用於每天的互動和計畫。本章說明：

• 推動措施
• 善用自身的治療特質
• 激勵及行為管理
• 培訓方法
• 調適及修改

為達到有效的治療和積極的效果，這些都是園藝治療師非常重要的工具。

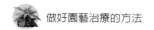

參考文獻

1. Austin, David R. 1991. *Therapeutic Recreation: Processes and Techniques.* 2nd edn. Champaign, IL: Sagamore Publishing.

2. Buettner, Linda and Shelley L. Martin. 1995. *Therapeutic Recreation in the Nursing Home.* State College, PA: Venture Publishing.

3. Callahan, Michael J. and J. Bradley Garner. 1997. *Keys to the Workplace: Skills and Supports for People with Disabilities.* Baltimore, MD: Paul H. Brookes Publishing.

4. Finlay, Linda. 1993. *Groupwork in Occupational Therapy.* Cheltenham, UK: Stanley Thornes.

5. Haas, Karen L. and Robert McCartney. 1996. The therapeutic quality of plants. *Journal of Therapeutic Horticulture* VIII: 61-67.

6. Hagedorn, Rosemary. 2000. *Tools for Practice in Occupational Therapy: A Structured Approach to Core Skills and Processes.* London: Churchill Livingstone.

7. Kemp, Jerrold E., Gary R. Morrison, and Steven M. Ross. 1998. *Designing Effective Instruction.* Upper Saddle River, NJ: Prentice-Hall.

8. Lamport, Nancy C., Margaret S. Coffey, and Gayle I. Hersch. 2001. *Activity Analysis & Application.* Thorofare, MJ: SLACK.

9. Murrey, Gregory J., Ann Wedel, and Jeff Dirks. 2001. A horticultural therapy program for brain injury patients with neurobehavioral disorders. *Journal of Therapeutic Horticulture* XII: 4-8.

10. Schwartzberg, Sharon L., Margot C. Howe, and Mary Alicia Barnes. 2008. *Groups: Applying the Functional Group Model.* Philadelphia, PA: F.A. Davis Company.

11. Schwebel, Andrew J. 1993. Psychological principles applied in horticultural therapy. *Journal of Therapeutic Horticulture* VII: 3-12.

12. Toseland, Ronald W. and Robert F. Rivas. 2001. *An Introduction to Group Work Practice.* 4th edn. Needham Heights, MA: Allyn and Bacon.

筆記欄

第五章

活動節次之設計

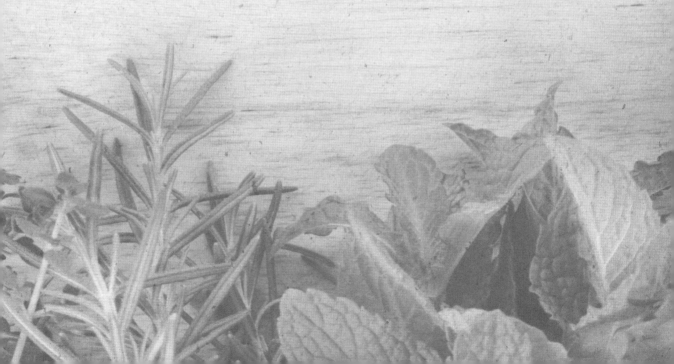

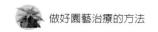

引　言

　　本章焦點是，將一節園藝治療活動的各組成部分加以整合，成爲連貫有意義的方案要素。注重策略規劃就能聚焦於全貌和細節，從而得到積極成效。採用附錄 II 所提供的活動計畫表，可幫助進行設計。一些園藝治療活動課程元素已於前面幾章討論，本章將之整合並深入討論一節活動之設計。

　　園藝治療師先就所知的計畫及參與者開始，來進行：

- 瞭解獨特的狀況和特性
- 回顧各項處理目的和目標
- 認定團體的屬性（職訓類、療癒類，或健康福祉類）
- 確認進行處理的空間

當然，季節和可用的植物資源是選擇活動的大因素，因此要確認：

- 合乎季節的任務及／或主題
- 活動屬於大計畫的一部分，或是一次獨立的任務
- 任務／工序及參與者所在機構的安全性
- 員工及／或志工人力能符合所需要的協助，以維持安全

　　盡可能在園區和溫室進行任務，這會提供實際的活動機會，可以激發參與者高度意願。例如，像就業訓練計畫中，相對於設計出的「工作」，實際的工作是特別重要的元素。而一個有豐富植栽的環境，也提供平和撫慰的活動空間給所有團體（圖 5.1）。

　　經過所有這些環節的透視，才有成功的活動設計。

目的及紀錄 —— 每節活動的基礎

　　服務對象的需要被寫成清楚的目的和目標，成爲文件。園藝治療師瞭解服務對象想要達成的結果，就能選用最能推動此過程的方法。專注於服務對

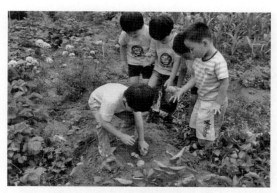

圖 5.1　校園的露地花園是有效進行園藝治療的環境。（相片由陳瑞源提供）

象的目的，會確保活動或工序主要是支持服務對象達到成果，而不是以活動本身爲目的。

　　如前幾章所討論，處理團隊通常會建立服務對象的目的（見第二章建立服務對象目的及目標部分）。有效規劃的活動一定愼重考慮參加者目標，而目標要清楚說明什麼步驟能達成參與者目的。換言之，目標就是通向目的之路標，表現在一些可觀察的行爲上。這些觀察就反映在紀錄上，而紀錄的重要就是它會指出進行再評估的時機。只要現有目標已達成，或確認有新問題，就會建立新目標，還可能建立新目的。

　　在少數臨床機構，園藝治療計畫可能是非常一般性的（參與者）目的。通常來參加健康福祉方案者是自發性的，並沒有正式的處理目的。在這種情形，園藝治療師可以讓參與者設立個人目的和目標。參與者在指導下能訂定可達到並能估量的步驟，朝向他（她）想要看到的自我改變。引導服務對象對活動治療方面的認識，可以讓他們「用心參與」；參與者會更投入於活動過程，看到個人的改變與進步就成爲參與的基本動力。

　　要選擇符合季節的工序，使能達到所訂的目的及目標，是設計有效園藝治療活動的一項挑戰（圖 5.2）（第三章討論了園藝治療實務的活動選擇策略）。

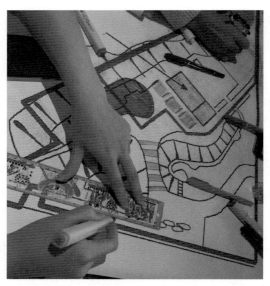

圖 5.2　在種植季前，先選好要種的植物和設計植床。（相片由香港園藝治療協會提供）

以實證爲依據的活動

　　要確保高品質的園藝治療方案，另一個節次設計的好方法就是加入有實證效果的活動。這就需要跟上已發表爲有效的最新技能，採用經過考驗的方法，可以讓治療師及服務對象有較大的成功機會。注重有效的方法，可給方案、給園藝治療專業加添可靠性。實證資訊的主要來源是美國園藝治療協會（American Horticultural Therapy Association, AHTA），協會發行園藝治療期刊（Journal of Therapeutic Horticulture）和提供網路連結，並每年召開年會。其他來源還有地區性的園藝治療及相關領域會議，開授園藝治療課程的大專院校及從事園藝治療的同行。採用實證活動的理由如下：

- 對使用者確保品質
- 可跟上時代，採用最好的實務活動
- 使用已試驗獲證的方法
- 對使用者及付費的第三方比較經濟有效
- 增加園藝治療專業的可信度

- 服務對象因自己在做最好的工作而有自尊
- 提高核銷的報酬薪資，會有更多園藝治療工作機會
- 可排除不太有效的方法
- 有助於園藝治療專業的未來

治療性介入（therapeutic interventions）

活動架構

一節活動的架構或安排有幾個重要的變因（variables），諸如，計畫屬性（就業訓練型、治療型或健康福祉型）、任務類型、服務對象目標，這些因素都影響如何推動一節活動。同一團體的每節活動可以有不同的架構，也可以保持不變。一次活動的架構安排有下列幾種方式：

- 團體介紹和討論→工序→結束／完成
- 團體介紹→團體工序、流水線（assembly line），或大家都做所有步驟→結束／完成
- 各別介紹／指示→各別工作站→團體或各別的結束

領導風格會依上述方式而不同，讓治療師可利用架構安排，使之最適合團體屬性及服務對象的能力、目標和工序（見第四章有關團體屬性及採用領導風格的討論）。

同一次的園藝任務可有兩種不同的架構安排方式，舉例如下：

一種是，先有團體討論，展開任務的行動計畫，然後實際完成這項任務，有益於參與者達到「問題解決」和「能在團體中合宜溝通」的目標。另一種是，團體強調「依照指示」及「堅持任務」，雖沒有先經討論，一樣能做相同任務。

在活動結束前，兩個團體都能完成同樣的任務，不過所致力的是不同的技能和目標。

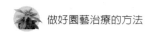

每節活動的過程和計畫

　　注意上述各種方式，每次活動都有一個具體的開場和最後的結束。開始時先介紹主題、任務，也可能介紹服務對象和治療師。事先想好開場要講的話，給活動定調；治療師先對服務對象概述接著要做的事，引起他們的注意力，幫助他們有參與感，增加他們的自在感而減少焦慮感。通常也很適合於活動開始時，複習一下治療目的，同時顧及參加者的隱私。結束時，對團體及／或個人的努力和成果做個總結；這樣，從園藝上和治療上的角度，給下次活動做了預告，同時也給參與者提供連續感和目的感。

　　不論園藝活動是在庭園進行，或像栽種組合盆栽這樣的活動，都有好幾種方式可完成。治療師要通盤考量所有步驟，來確定需要怎樣的修正以符合參與者的情況（見第四章）。要確認最好的溝通方式，來表達任務步驟和活動主題，是否有其他工具或裝備能輔助活動進行？

　　當活動的全程動態都考慮周全後，就可安排活動的空間。考慮哪樣的座位安排最好，有助於溝通交談提問，方便服務對象並使之感到舒適自在。視活動重點不同，可能參與成員或同伴間要能彼此看見，一起完成任務；或者要用到各別工作站。理想的安排也才能讓治療師容易觀察所有服務對象（圖5.3）。

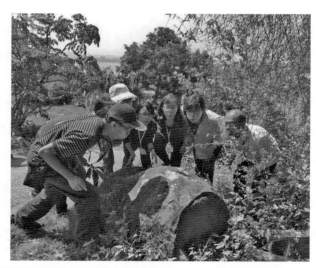

圖5.3　安排得當的活動空間可促進學員間的搭配，一起完成園藝任務；學員可在自然環境中培養社交技巧。（相片由陳瑞源提供）

　　還有另一個策略，就是妥善安排活動流程。規劃周全的活動有明確清楚的流程，讓服務對象較易獨立運作。治療師利用附錄 II 所列的設計範本，可鋪陳出活動計畫，包括，合宜的訓練技巧、討論的問題和特意想好的用語。製作一個時間流程表，是個好主意，可以確保全程活動的時間管理妥適。有詳細的計畫在手，治療師遇有變化，就能較好地應變而不致失去焦點。

　　最後，做好計畫自然會有一系列預期。但當不可預期的因素發生，如天氣可能影響植株的生長速率和服務對象在園區的體驗；參與者的過去或最近經驗可能正面或負面影響他們對活動的回應。園藝治療活動節次可以用服務對象得到的知識為基礎，讓他們在團體中積極分享。若過去或最近沒有植物、園區經驗的服務對象，可能會有一些顧慮；也可能因他們沒有失敗紀錄，反而欣喜來參加活動。

　　園藝治療活動應用植物所具有的感覺性（sensory nature）（圖 5.4），但要注意植物帶來的關聯有正面，也有負面的。例如，在一次活動，小組成員用香藥草和花卉做了小花束，其中所用的一種花觸發了一位有中度失智的成員，對丈夫在他們約會時送胸花的記憶。原先這活動的用意是再次回味愉快的記憶，這胸花曾是快樂的回憶，但想起她的丈夫已過世，卻浮現一段悲傷回憶（見陳示 3.1 更多有關香氣回應的討論）。現實的期待很重要，同樣重要的是要預備面對未曾預想到的。

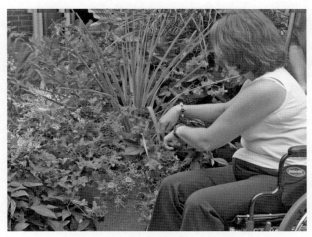

圖 5.4　操作植物時，到處充滿看見的、聞到的香氣與摸觸到的質感。（相片由陳瑞源提供）

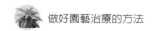

材料和資源需求

園藝治療方案設計常扎根於配合季節的任務，此思維模式即善用就地的園區，採用就地的材料，也常配合參與者的興趣。採用園藝治療計畫模本（見附錄 II）列出要外地購買的材料，也列出要由活動地點或貯藏室收集的材料。這樣把材料分列成兩大項，在活動前較易確認沒有什麼漏掉的材料。

選用能支援治療需求的材料時，謹記服務對象的目標和功能程度；提出數目合理（不要太多）的選項。同時，又允許和推動創意性、個別性及做選擇。

空間利用

進行園藝治療活動的機構，不論在實體空間和服務對象的背景資料、能力及挑戰方面，變化很多。下面先列出需要知道的一些考量，並針對使用團體的特殊情況，進行每一項評估。

對有些團體，必須要注意環境的自在舒適，以增進服務對象的精神集中。而在另些情形，要協助並鼓勵服務對象能克服困難的自然天候條件而運作，以支援治療或職訓目的（圖 5.5）。環境及空間的控制都理想了，還要注意下列變項，以降低干擾到最小程度。

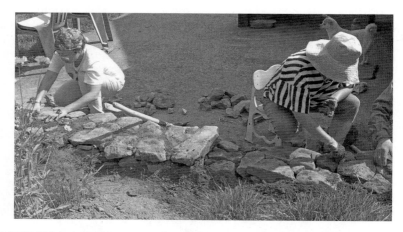

圖 5.5　在不理想的天氣條件下，進行戶外園藝活動，讓服務對象有現實世界的體驗和信心。（相片由香港園藝治療協會提供）

視線與聲音

- 盡量降低由外面活動帶來的聲音及視覺干擾；巧妙運用視線、有時還有聲音上的隔離。

溫　度

- 依從該空間所能調節的溫度範圍，不要太冷或太熱。
- 鼓勵適當的穿著，配合活動地點（室內或室外）的氣溫。

光　度

- 評估一天中不同時段的光度。
- 戶外強光時，用遮陽蓬、直立式或桌上型遮陽傘來做調整，參加者可戴帽子、戴太陽眼鏡。
- 調整光度使之足夠，尤其對有視覺障礙的人及長者，光度要可閱讀、可做精細動作的任務。

座位／工作空間

- 安排的空間位置要能進行小組作業。
- 透過桌椅的安排或在園區內分配的工作空間，要確保有充分的個人空間及實際空間，好完成任務。
- 座位及工作空間的安排，要能使服務對象與治療師有適當的眼神接觸。

　　整體活動空間應有利於促進服務對象的獨立。服務對象在規劃周全、不雜亂的空間裡，較易獨立運作；有清楚標示的儲藏櫃、抽屜、籃子、容器，讓服務對象可以適時一起進行材料收回與清理作業。

安全問題

　　除了要注意活動所用材料的安全性外，如何安排活動空間也很重要，要注意是否對參加者的安全造成影響。每種情況的安全考量受服務對象特性及活動空間本身的影響，一些考慮重點如下：

遊走問題

- 注意進口和出口，尤其有些服務對象會遊晃、離開活動點。
- 活動進行時，例如在庭園區，參與者不是坐著的，就要特別注意。

絆倒及滑倒的危險

- 走道和通路上不能有桶子、水管、其他設備等。
- 防止青苔／藻類生長。
- 調整地板面，使用即使有水溼也不會滑的材質。

儲藏間的使用

- 工具、設備、化學品和其他供應品，若誤用會有危險的，應放在有鎖的櫃子。
- 如果儲藏室是開著，沒有進行園藝治療活動時，要注意有人進去。
- 作一份上鎖物品的清單，當活動結束，治療師可注意到未歸回的物品（圖 5.6）。

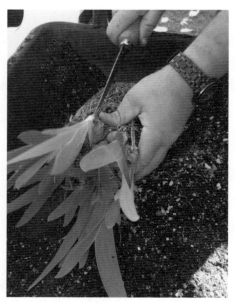

圖 5.6　要小心監控銳利的工具，以確保服務對象及任何取用者的安全。
（相片由 Rebecca Haller 提供）

每節活動的回顧與評估

對一節園藝治療活動的完整回顧包括：檢視各種外在因素、團體過程及自我評估。以便做改進或調整。

回顧過程跟事前的考慮和安排步驟一樣重要，複習有助於治療師為下一節次的活動做準備。回顧過程可以提升整體計畫的效果，確保服務對象的需求已用最好的可行方式解決。有好幾個變因會影響園藝治療體驗的結果，治療師在回顧時要依這一段活動期間內的每一環節提出問題，包括，時間、地點、活動過程及治療師（參看陳示 5.1 活動回顧的考量及附錄 II 的檢查清單）。

在回顧過程所花的努力能增進園藝治療活動的效果，是值得的。回答像陳示 5.1 所列的問題，就可能分出影響活動的各要素。瞭解至此，治療師可以較容易開始去改變做不好的，而做得成功的部分則繼續。針對活動場地及活動方案的變因（參看附錄 II 的檢查表範例），可以做一份檢查表或回顧表。但要注意，這活動回顧跟服務對象紀錄是分開的兩件事，不能記在同一張表上。

影響服務對象體驗的外在因素包括：由一天中的活動時間到活動環境細節的各項變因。有些變因可能隨季節改變，因此要做定期檢討。此外，有些變因並非治療師所能掌控，例如，就在活動當天或同一週稍早所發生的事件，不論是好的或不好的、生病，或工作人員變動等。盡可能處理、解決這些變因，給參加者一個發揮的最佳氛圍。

每節活動過程就是另次團體管理的機會，使之得到最理想的結果。檢視活動架構及如何表達訊息，就可使參與者在團體環境的功能有不同的表現。

最後，花時間做一個周全的自我評估，確認是否善用了治療師自身的特質，絕對不是浪費時間（見陳示 5.1 的引導）。

陳示 5.1　園藝治療實務：活動回顧

　　一開始，先看活動時間的掌控。活動是否有最大的出席率？例如，膳食時間、用藥時間和交通（內部或外部）方便度，都會影響服務對象在團體活動的注意力和小心程度。有多少支援人力協助服務對象來去活動？或在活動時提供協助？這些都會影響活動的成功率，跟治療師如何運用協助的影響一樣大。光是考慮何時辦這次的活動，就有一些因素受影響。

　　以同樣方式來評量活動地點或空間，看空間大小是否能讓參加者舒適地操作？座位安排是否有助推動團體／小組的進行？光度及溫度如何？是否沒有干擾？其他與服務對象團體／機構有關的問題？

　　然後看看活動過程中發生的事。是否發生想要的結果？每位服務對象是否有機會得到最大的參與度？這是指：可用材料和工具充足，有適當的調整並準備好面對意料之外的情況；還有足夠的支援人力或志工，提供隨時協助、口頭提示或目視監控安全性，使各服務對象能致力於其個人目標。此時也要檢視活動進行的時間和流暢度，是否讓服務對象很匆促？或有足夠時間做討論及活動？

　　活動回顧最難的部分是要治療師誠實地自我檢視，有作為？不作為？活動時間所說的話？比方說，所給的活動指令是否程度合宜？指令的順序是否合理？所用聲調是否給予尊重而不是高高在上？對參加者給予鼓勵而不是阻止？是否用了最佳帶領方式來達到理想的結果？團體動態如何？是否意識到參與者之間的互動並能加以管理？有時，該說什麼讓活動順利進行，還滿難的，就要提早想想如何開場介紹活動的主題或步驟。

總　結

　　每節活動都是整體園藝治療實務的主要部分，治療師所採用的專業程序包含：策略規劃、提供介入、記錄結果及評估成效。進行活動節次的考量有：團體特性、方案屬性、目的及目標、已有的成功實證、可用的植物與人力資源、季節、庭園、活動空間的布局及安全性。

參考文獻

1. Austin, David R. 1991. *Therapeutic Recreation*: *Processes and Techniques*. Champaign, IL: Sagamore Publishing.

2. Law, Mary and Joy MacDermid. 2008. *Evidence-Based Rehabilitation: A Guide to Practice*. Thorofare, NJ: SLACK.

3. Stumbo, Norma J. and Carol Ann Peterson. 2004. *Therapeutic Recreation Design* : *Principles and Procedures*. 4th edn. San Francisco, CA: Pearson Education.

筆記欄

第六章

文件
——治療計畫、過程及結果的
　　專業記錄

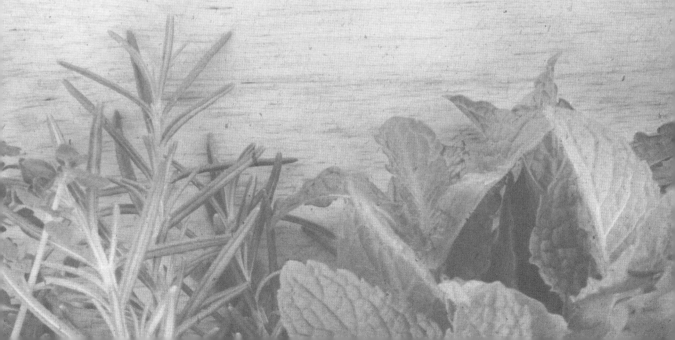

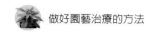

引 言

園藝治療成果的文件（documentation），是專業活動很重要的一部分。本章會討論其所以重要的理由，並提出一般指引，使文件具有效用及專業水準。具體討論要項包括：

- 對個別服務對象用的園藝治療文件類型
- 就評估、介入或處理計畫、進步觀察、結案出院總結的各項細節
- 提升書面及口頭溝通效率的方法
- 對團體所用的園藝治療文件類型

園藝治療文件的目的與重要性

不論園藝治療計畫的屬性是就業訓練、或治療、或為健康福祉的目的，文件為重要的指標，能區分計畫是否具有專業性。文件的目的如下所示：

- 是專業的責任與義務
- 是一份服務及處理過程的書面紀錄
- 便於和處理團隊或其他領域的人溝通
- 便於監督服務對象的進度及展示結果
- 配合監管或鑒定單位的要求
- 提供服務核銷資料以取得酬勞
- 提出數據供研究、過程監督及品質保證等用途
- 有助於園藝治療獲得信賴及認同
- 提供資料做方案評估、調整修改及改進

文件是所有過程的書面紀錄，包括，由評估服務對象的功能、認定需求、設定計畫目的、監測並報告服務對象的進度、因應回饋的方案調整以改進服務對象進度，到園藝治療的正面結果報告。與處理團隊進行書面及口頭（written／verbal）溝通是必要的，紀錄能提供有關服務對象進度的寶貴訊

息。有效率的溝通也可增進園藝治療作為專業的可信度和認同度。

　　園藝治療方案的文件，是整個處理過程不可或缺的一部分（見表6.1）；做出有關的醫療／教育並具法律效用的書面紀錄，可以提供有關服務對象的訊息給處理團隊的其他人員。本章在後面會有記錄每一步治療過程的詳細資訊。

表 6.1　園藝治療實務：各類型方案的文件

園藝治療方案類型	方案模式	方案目的	文件目的
治療型	醫療模式 • 方案機構有：醫院、療養院、長期照護機構、復健中心、疼痛控制處理、精神健康機構、門診、團體家屋、特殊教育單位、藥物濫用／成癮治療方案、安寧照護。	• 使服務對象由疾病或傷害復原； • 提升生活品質及獨立自主。	• 展示服務對象如何經由園藝治療活動達到處理目的； • 提供資料給處理團隊的其他成員； • 配合監管單位要求。
職業訓練型	適應訓練或復健模式 • 方案機構有：特殊教育設置單位、智能障礙或發展障礙的處理方案、庇護性工作坊、復健中心、工作強化方案、矯正機構（監獄）、對危險青少年的處理方案、腦部創傷處理方案。	• 增加服務對象的特定職業技能，以得到最大受僱率； • 最大化的功能獨立性及與他人共事的能力。	• 展示服務對象如何經由園藝治療活動達到職業訓練的目的； • 提供資料給其他領域的有關人員； • 配合監管單位的要求。
社交／福祉型	福祉模式 • 方案機構有：社區庭園、植物園、長者日托中心、社區福祉方案、園藝俱樂部、精神健康日間處理方案、社會服務機構、支持團體、失智／腦退化症處理方案。	• 增進個人滿意度、生活品質、幸福感； • 提高能力以增進幸福感、預防疾病或應對健康問題。	• 展示服務對象如何經由園藝治療活動增進個人／團體的康健及改善生活品質。

　　美國由聯邦到各州、到地方都訂有法律，要求健康照護、復健，及教育機構必須有文件。要知道每一種機構環境之監管及認定單位的特定規則，才能確保文件符合標準與要求。這些監管單位包括有：保健組織認證聯委會（Joint Commission on Accreditation of Healthcare Organizations, JCAHO）、復健機構認證聯委會（Joint Commission on Accreditation of Rehabilitation

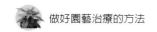

Facilities, JCARF）、美國醫療保險 Medicare 和 Medicaid；及各州的特殊教育、衛生及精神健康部門。

　　訂立規則、建立嚴格的專業標準可以保護消費者，確保照護品質，及合理的處理償付。好的服務專業也需花時間和努力才能履行文件化的責任。不能及時並完整達成文件化的規定，會帶來法律上及財務上的嚴重後果。保險公司在給付園藝治療費用前可能也會要求看文件。注意到文件中的細節，可以顯示所提供的照護品質如何。

　　本章除提到文件類型外，文件也建立數據紀錄，可供收集作為他用。例如，許多機構為保證品質及改進績效，採用過程監控。文件還可提供寶貴的資訊給計畫考評用，以改進某一特定園藝治療計畫（或地點）的服務和結果。此外，為研究目的，將書面資料和數據加以收集、量測、陳述及發表報告，以增加有關園藝治療用途及效益的實證數量。這樣的研究能增進園藝治療的專業形象和能見度。

園藝治療文件的一般準則

　　由於目標對象、人群、各種規定及園藝治療計畫類型的不同，要求各機構的文件要配合特定需求。所有文件要有最大效用，可遵照下列準則：

- 要及時
- 要署名及押上日期
- 內容有組織、容易閱讀
- 地點或人群有專一性
- 文句清楚易懂
- 書寫清晰整齊
- 寫法專業並寫得好
- 內容要有意義並切題
- 正確並具體

- 兼具記述性及客觀性
- 保密原則
- 以目標對象爲導向

這些原則也有助於各園藝治療機構設計專用的文件格式。

及　時

不論採用哪種記錄方法，一定要及時完成並及時分享，對目標對象才有意義。在健康照護及教育機構，可能有設定時間，何時必須做好各類型的文件。所以要知道每個園藝治療機構的要求，以便在期限內完成文件。通常因容易投入於較有意思及創意的規劃工作，或因投入於園藝治療給某一群服務對象，而沒留足夠的時間來做必要的文件。因此必須把文件化的時間納入每日時間表，才能如期完成。

署名押日期

文件就是一份法定紀錄，記載所提供的處理。每份文件要記得署名並押日期；簽名後面加上自己的專業頭銜。

內容有組織、易閱讀

文件內容要有條理、易閱讀。採用格式盡量簡單較好，文句要直接，簡明扼要。只寫重要的觀察點及相關細節，有關聯的觀察點，寫在一起。要強調重要性，就把最重要的先說明，再隨重要性依序陳述。

具體地點或人群、針對目標對象

採用特定地點或人群專用的文件格式，文件內容則依據目標對象的需要。設計的文件格式要符合閱讀對象的需求；這些對象包含，監管及認定單位、償付服務的保險公司、園藝治療小組的其他專業領域和家屬，有時還包括服務對象。格式設計只要符合計畫需要，可以很簡單也可以很完整；也要注意有多少時間可以進行文件化。相對於記述式紀錄，用檢查表（checklist）、圖表（chart）、調查（survey）或圖形（graph）可以簡化書寫工作。在網路上與相似機構的其他園藝治療師聯絡，可以得到一些想法，設計容易又有效的格式。

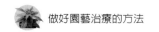

文句清楚易懂

記錄園藝治療的流程及服務對象的進步情形，字句要明晰清楚，避免用不必要的專門術語或容易誤解的語詞。也不要使用容易造成混淆的縮寫，除非文件裡附有縮寫的說明表。可量測的描述不要用「好」或「不好」這種含糊的表示。

書寫清晰整齊

文件裡有手寫的部分一定要字跡清晰整齊，要知道文件會說話，它呈現出記錄者所投入的關注和時間。一份好的文件就代表一個好的園藝治療計畫；專業文件最好用黑色筆，比較好讀。寫錯了，把錯誤的地方用一條線劃掉，其上加註「錯誤」及修改者名字的縮寫。

寫法要專業，要寫得好

園藝治療文件有專業性，拼字和標點符號要正確。敘述性文句要用完整的句子，有正確的句型結構及合乎文法。一般以第三人稱手法來寫，不用第一人稱「我」，而用「工作人員」或「治療師」來自稱。

意見想法要寫清楚，而非用行話術語或花俏詞藻來讓人稱讚。

內容有意義並切題

文件必須有意義而中肯，只記錄對目標讀者有用的重要資訊，也就是重點在於服務對象的功能和能力及邁向既定處理目標的相關進展。治療師以園藝治療特有的看法，觀察服務對象在活動中的表現，訊息中肯。可依此傳達服務對象的活動表現及組織技能。

準確並具體

不論書面或口頭溝通，內容要正確具體。做紀錄時要盡可能具體，報告不清楚只會模糊服務對象的重要性及活動觀察。因此盡可能用可量測的術語，記錄事實，絕不要有偏見不實。就算園藝治療流程不順利，或目的還未達到，還是要堅持真實。

兼具記述性及客觀性

寫報告最好是記實，在園藝治療活動進行時寫下所觀察到的事實，勿用假設或推斷 —— 工作人員的評論若是偏頗或是個人意見都不適合。價值判斷

如「滿意」、「愉快」、「行為表現良好」都不適合。盡量用可量測的術語
（見附錄 I 的舉例）和描述性語言述說在課程活動期間所發生的事。儘管有
時間和空間的限制，盡量寫得周全完整。用詞不要含糊不清，以免有誤解。

保密原則

　　有關服務對象的所有文件要保密，只能在必要的處理團隊或機構其他工
作人員間分享資料。如果文件要給保險公司或其他單位看，一定要先得到服
務對象或其法定監護人的同意。美國許多地方、州，及聯邦規定有嚴格的保
密標準，並要遵行。若沒有遵行，可能要負法律後果（見陳示 6.1 更多的保
密細節）。

陳示 6.1　園藝治療實務：保密義務與電子病歷（EMR）

　　園藝治療師在美國醫護機構所做的所有文件都要遵守聯邦隱私
法。這包括，在醫院、技術性護理機構、延續照顧機構、輔助生活機
構、精神健康機構和安寧照護中心工作的園藝治療師，以及在私人醫
療診所服務的治療師。所有其他進行園藝治療的單位和地方，可能有
不同的法規及規則。在非健康照護或醫療機構的園藝治療師，需要知
道有關文件適用的州法或聯邦法規。

　　美國衛生及公共服務部（Department of Health and Human Services,
HHS）設立特定安全準則，以保護醫療照護機構服務對象的私人健康
資料。頒定此準則以助醫療保健機構實施 1996 年所頒布的《健康保險
隱私及責任法案》（Health Insurance Portability and Accountability Act,
HIPAA）要求。此法案制定的目的：使相關個人能保持其健康保險、
安全保護並保密個人健康資料，及提升醫療保健機構效率，從而較佳
控制行政費用。

　　HHS 的隱私準則要求，所有在健康照護機構及其業務夥伴保存或
傳送的健康資料、能辨識個人的，不管是用電子、書面或口頭方式，
都要受到安全保護。不論是在健康照護機構服務的治療師或私人合約

的業務夥伴，都要遵守這些準則。洩露能識別個人的健康資料是很嚴重的，會涉及刑責及罰鍰。服務對象的姓名、地址、電話號碼、出生日期及社會安全號碼（social security number），還有關於服務對象過去、現在及未來的身體及精神健康方面的診斷資訊，都要受到保護。

此外，美國聯邦政府推動採用電子病歷（electronic medical records, EMR），在提供健康照護時可有更好的安全性、品質、隱私權及效率。電子病歷讓病人較容易取得自己的健康紀錄及健康資訊資源，讓病人能更好的管理自身的健康。對醫師和其他醫護從業人員，也會較方便由不同機構或來源得到檢驗結果，及預訂所需的醫學檢驗和藥品。電子病歷還可協助治療師安排時間做處理，並能跟處理團隊其他組員就服務對象的情況安全地傳達訊息。

治療師用電子或數位方式來收集並儲存受保護的健康資訊，就必須確保即使數位裝置掉了或被偷了，這些紀錄不會被截取。大多醫療保健機構會提供隸屬的工作人員手提電腦、平板電腦或電話，並加密所有被保護的資料。若治療師想用個人的電子設備儲存或傳送受保護的資料，至少必須使用防火牆及非常安全的密碼。要傳輸或儲存受保護的資料、可識別個人的基本資料，就要遵守高標準的加密準則。

HIPAA《健康保險隱私及責任法案》允許在一些特別情況下，可以將受保護的個人健康資料傳送給其他政府單位。這些特殊情況包括：國安需要，在緊急情況（如爆發傳染病——麻疹、愛滋病、伊波拉病毒）需要資訊以確保公共衛生及安全，以及為保護弱勢族群，如性侵及家暴受害者及受虐長者，或無力自我保護的人。

為研究需要，有時要用到受保護的個人健康資料。相關人員應向其所屬機構的「人體試驗暨研究倫理委員會」（Institutional Review Board）提出正式的研究建議。委員會依研究目的，就受保護健康資料的使用給予規範，也提供安全保密指南。完全「去識別」（de-identified）的健康資訊（沒有可識別個人的資料，如姓名、年齡、性別、地

址、電話號碼、診斷，或其他受保護的背景與健康資料）最易獲得通過。審查委員會就所有的研究計畫訂出特定規範及保護法規，並仔細監管整個研究過程。研究人員在研提計畫時，就必須表明他們瞭解隱私法及安全保護。

參考文獻

U.S. Dept. of Health & Human Services. *Summary of the HIPAA Privacy Rule*. May 2003.
http://www.hhs.gov/hipaa/for-professionals/privacy/laws-regulations/（讀取時間 March 20, 2015）.
U.S. Dept. of Health & Human Services. *Electronic Medical Record Systems*. February 2015. http://healthit.ahrq.gov/key-topics/electronic-medical-record-systems（讀取時間 March 20, 2015）.

個人化文件

注意事項

治療型及職業訓練型的園藝治療計畫都要文件化才算完成，就是關於每位服務對象照著每一步進行的治療過程紀錄（見表 6.2）。有些文件是強制要做的，就像特殊教育機構的個別教育計畫一樣。有些單位有設定的文件格式，在另些單位，園藝治療工作人員可能要自行設計文件格式。有些單位可利用電腦產出的文件，另些單位只能靠書面及／或口頭報告。

文件類型

記錄園藝治療過程及結果時，治療過程的每一步可能要用不同的文件類型以捕捉必要的資訊，本章接下來會詳細說明每種文件類型，包括，文件目的、方法及程序、時間、可用格式及內容範圍（見附錄 III 文件範例）。

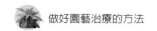

表 6.2　園藝治療實務：記錄與治療過程

治療過程步驟	適用紀錄
• 初步評估──服務對象的能力及需要	• 初步評估報告
• 設定治療介入的計畫目的及目標	• 書面計畫含長程目標、近程目標、具體介入的次數（頻率）、目的達成日期，及活動負責人
• 介入──園藝治療活動（個人或團體）	• 團體或個人活動觀察紀錄，包括採用的改良式工具、技巧和方法
• 持續再評估，監控及報告進程	• 進度紀錄，包括在特定時間點設定的最新目標
• 調整處理計畫內容以達最大進度	• 調整或增加目標，進度紀錄提供所做修改及進展訊息
• 處理結果的報告	• 出院摘要，包括達成目的之結果

最初評估報告

目　的

先做最初評估（initial assessments）來決定服務對象的現有功能，並確認治療處理的需要。評估的具體形式、方法和內容要看機構地點和服務對象，也要看監管及認定單位的要求。

方法和步驟

有好幾種方法可決定服務對象當下的功能程度和需要的治療處理，包括，自我報告調查、進行標準評量，或觀察服務對象進行評估性任務的表現。情境分析（situational assessment）就是觀察服務對象進行園藝活動的行為表現。工作樣本測試（work sample）是一標準化、有結構的實際任務，要在特定時段內完成。然後量測服務對象完成任務的工作量及正確度。

時　間

當服務對象被轉介後，要盡快完成對他（或她）的評估，然後才能設定處理或治療目的和介入計畫；有些機構訂有完成評估的時限。

可用格式

初步評估報告有幾種格式可用，由簡單的自我檢查清單到比較複雜的綜合圖表都有。有些機構會持續進行再評估，以瞭解服務對象的進度；所以初步評估表上多加幾欄，以定期記錄新資料（見附錄 III 評估格式範例）。

內容範圍

　　大多數的初始評估可確認服務對象的強項和能力、限制與需要，具體評估內容要看機構位置、居住人群、監管單位及目標讀者的要求。在就業訓練單位，大部分的最初評估包括，服務對象的認知功能、執行任務的技能、合作態度與行為，及就業前技能等訊息。在醫療照護機構，評估內容包括神經肌肉機能，如一般動作技能（gross motor skills）、精細動作技能（fine motor skills）、動作範圍（range of motion）、肌肉強度、耐久性及知覺；也可能包括，認知功能、任務執行技能、溝通技能、休憩技能及人際關係等詳細資訊。

介入或處理計畫報告

目　的

　　介入（intervention）或處理（treatment）計畫概述園藝治療工作人員（和其他領域專業）配合服務對象需要的具體方法。計畫做得好，等於做了路線圖給介入處理照著做，並設定目標達成及最後結束處理的參數（見附錄 III）。

方法和步驟

　　有些醫療照護和教育機構會要求跨領域的處理計畫，包含時間設定、基本格式和內容。整個治療小組可以一起做出介入計畫。例如在特教機構，有法律（州或聯邦）要求個別教育計畫（IEP）（見陳示 6.2）；在急性照護醫療機構，聯合委員會要求給服務對象的跨領域治療計畫（Interdisciplinary Treatment Plan, ITP）有具體時間、內容及步驟。在復健機構，認證聯委會（CARF）設定照護計畫的標準。在有些機構，園藝治療師可展開個別處理計畫；盡量要和服務對象一起來確認及設定計畫目的。如此才能以服務對象為中心，最優先的園藝治療處理目的才會對服務對象最有意義，增加接受處理的動機（見第二章的表 2.1 處理 / 治療小組成員）。

時　間

　　進行初步評估後，就要盡快寫出處理或介入計畫，然後才能開始真正園藝治療活動。

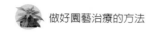

可用格式

處理計畫格式可能由監管或認定單位指定（見本章的「方法和步驟」），或由進行園藝治療的地方設定。有些機構將處理計畫歸為初步評估的一部分，而在另些機構，處理計畫是獨立的文件。

內容範圍

介入計畫通常包含：服務對象的需要或問題、長程目的、短程行為目標、將採用的具體介入（團體或個人活動）、每次活動時間多長及活動次數、負責執行活動步驟的人員（或專業）、設定達成目的的日期。設定有效的處理目的及目標，是後來容易量測成果的關鍵。

可以用下列的 SMART 法；SMART 目的為：

- **Specific**：具體——陳述服務對象將達成的結果
- **Measurable**：可測量——要達到的項目數或次數
- **Action oriented**：行動導向——說出如何達成目標——用動詞陳述
- **Realistic**：實際——有點難度，但不是難到不行
- **Time based**：有時程——有結束點或限期

有效的目的必須具體、可測量、行動導向、實際並設有時程；SMART 的目的，簡明陳述服務對象將在一定期限內，以特定方式達成所設定的結果。接受園藝治療服務的團體或個人都可以有 SMART 的目的。在園藝治療活動結尾時，治療師和服務對象可以快速而容易地評估是否已達成目的，而進度紀錄的文件會較簡單。

目的最難寫的部分是：要知道量測什麼（看附錄 I 各種類型園藝治療方案的不同短程目標、活動範例及量測處理效果的項目）。長程目的通常是改進服務對象的能力、獨立性，或生活品質。

進度紀錄

目　的

是對園藝治療各節活動及服務對象因應活動而改變功能狀態的持續記錄。

方法和步驟

在某些園藝治療方案，在每次個人或團體治療活動後，會寫觀察紀錄。而在其他機構，是定期寫進度紀錄，通常是一週一次。

進度可以用量性（quantitative）或質性（qualitative）方式來量測。量性方式就是用可數、可比較、可量化的方法來表示進度，常用檢查單、時程圖表、準確率（%）、任務完成數目等表示。用質性法時，是透過記敘或案例研究的方式來顯示服務對象的行為或功能改變。

有幾種記錄進度的方式，例如，服務對象執行特定任務時所需的協助有程度上的改變，開始療程後的改變（例如來參加的連續性增加），培養了一個新技能或新能力，或學了一項新的補償輔助性技能等。

但也要記錄暫時性的挫折，如進步慢，因疼痛、服藥改變、生病或醫療上的併發症或外在情況（如家人或時間安排）等因素。明確了挫折或阻礙，要陳述所知原因及相應的行動計畫，以增強進步。

陳示 6.2　園藝治療實務：個別教育計畫的組成

美國聯邦政府對認定殘障（disability）學齡兒童的個別教育計畫（Individualized Education Plan, IEP）內容有一些具體的強制要求，各州和地方的教育委員會也可對 IEP 計畫內容有另外的要求。一般，常用 IEP 的組成有：

- 描述兒童現在的教育及／或功能表現等，包括學科表現、技能學習、心理運動技能（psychomotor skills）及自助技能
- 指出兒童的殘障如何影響他（或她）的教育表現
- 年度目標描述兒童在這一學年預期可達到的能力或表現，及目的達成的量測標準

- 短程目標作為年度目的達成的階段步驟，及如何定期將兒童的進度告知父母家長
- 確認兒童需要的特定特殊教育和相關服務，及兒童在教室或標準化測驗所需的配套措施（如幫助、調整，及支持），以符合兒童的特殊需要
- 特殊兒童能和一般兒童一起參加常規教育的限度，有助於確認該給兒童怎樣的最低限制性安置（placement）
- 要提供的具體服務訊息，包括，開始及結束日期、次數、地點、每次的時間長度、誰負責提供這些服務等
- 對年滿十四歲或以上學生所需要的過渡期服務（例如，與其他機構的連結及機構之間的責任），以幫助學生達成高中教育後的目的——如上大學、就業訓練、生活獨立、社區參與及就業（包括支援性就業）

時　　間

在有些機構，要求進度紀錄的次數有一定規定，在另些機構，進度紀錄的次數取決於時間及空間的限制。許多地方是每週記錄一次，而在長期照護機構如，復健中心、庇護性就業、照護機構，紀錄週期的間隔會長一些。

可用格式

進度的文件可用檢查表、評量表或記述式。如果機構採用以問題導向的醫療紀錄，可能就是 SOAP 格式。SOAP 文件內容包括下列：

- **Subjective**：主觀報導，來自服務對象
- **Objective**：客觀觀察，來自專責人員及臨床訊息
- **Assessment**：評估，邁向治療目標之進展或對再評估資料的詮釋
- **Plan**：計畫，進一步治療，包含為增強進度而做的任何可能改變

另些機構可能採用圖像、調查或圖表紀錄形式。例如，在職業訓練機構，文件內容包括服務對象在執行園藝作業步驟的表現，或展示積極的社交

行為。要選用或設計文件格式時，重點要放在，用最簡單扼要的方式記載最全面的資訊，以迅速完成文件化的責任（見附錄 III 記錄服務對象進度的範例）。

內容範圍

進度紀錄通常包括：出席紀錄、參與程度或品質、活動描述、參與者的行為或能力改變、其他相關的觀察、治療師就再評估資料的詮釋、就目的達成之最新進度、後續園藝治療的計畫等內容。

未來計畫可能包含目的之調整、或修改園藝治療步驟以增進服務對象的進步；或是若先前的短程目標已達成，另立新的計畫目的。

出院摘要報告

目　的

本摘要報告說明整個處理過程、記錄最終的再評估，以及更新目的達成情形。通常它是一份結果概要，格式要簡明，內容要盡可能全面完整。出院摘要報告常是保險業者和監管單位閱讀最多的文件；前者決定服務的酬勞付費，後者為確保照護品質。

方法和步驟

有些機構要求用不同的格式寫出院摘要，另些機構就是比較詳細的最終進度報告。大多出院摘要記錄了目的達成量，並建議服務對象的後續照護。

時　間

一旦停止園藝治療服務就要盡快撰寫出院摘要，有些機構的監管單位會明定時限。

可用格式

出院摘要文件可以是敘述性紀錄、進度檢查表、自我評估（如滿意度調查），或以圖表呈現結果和進步情形。

內容範圍

出院摘要內容通常含有：服務對象的出席情形，參加的活動次數，功能性的能力再評估，最新的目標達成情形，所用的任何改良式工具／方法／技

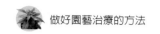

術之評估，任何需要詮釋的結果，及後續的照護建議（見附錄 III 出院摘要內容與格式範例）。

口頭報告

目　　的

園藝治療師通常會被要求在小組開會或研討會議中，就服務對象的進步情形做口頭報告。口頭報告採用和書面紀錄相同的溝通原則。

方法和步驟

盡可能在開會或會議前就先準備要報告的內容，跟書面紀錄同樣，要強調最重要的訊息，依重要性順序列出。要言簡意賅，只報告最中肯有意義的觀察情形。許多小組會議以討論會的形式召開，結合不同來源的訊息，為服務對象（個人或團體）接下來的問題解決，決定要做的處理。

時　　間

在處理過程中，任何時候皆可舉行會議；而有些機構可能會固定一段時間就召開小組會議。

可用格式

在教育或職訓機構的 IEP 會議及在醫療或復健機構的 ITP 會議，可能就有一部分是口頭報告。會議可能與行政人員、服務對象、家屬，或來自其他參與的社福單位的個案經理一起召開。社區園藝計畫不一定有完整的處理規劃過程，就主要用口頭報告方式來溝通個別參與者的進步與發展情形。

內容範圍

通常負責安排會議時間的人會提供要討論的訊息或問題，這讓園藝治療師可以預備具體的案例，就目的之進展或有用的調適方法，與其他人分享。有機會能事前準備，還能做出圖形或書面的補充材料，以提供更完整的資訊給小組或團體。訊息內容可以變化，但通常包含服務對象的反應、行為表現、問題領域和進度方面的細節。

團體紀錄報告

　　園藝治療服務對象通常為團體，因此有些方案除採用非常詳細的個人化文件，也採用團體文件，或以團體文件代替個人化文件。若方案採用團體目的而非針對每位服務對象的個人目的，就會採用團體文件；或是園藝治療團體不常有集會，例如一個月只有一次，就用團體文件。雖然在團體中也會記錄各別服務對象，若服務對象人數較多時，記錄方法要比前節所述的簡單些，花費時間少些。

　　本節會敘述團體文件及其目的、步驟方法、時間、可用格式及內容範圍。

目　的

　　社交或福祉型園藝治療方案通常會提供活動，以達到團體目的。團體文件記載了團體園藝治療方案的需求、目的及結果。

方法和步驟

　　團體園藝治療方案的文件，跟前面所述的個人化文件都有同樣模式的治療過程步驟。開始做園藝治療活動前，先做評估以決定團體成員的需要和目的。時間允許的話，最好每次團體活動都有觀察報告。回顧紀錄訊息有助於治療師評估服務對象的進步情形及其滿意度，之後治療師可以做必要的活動修改，以增進方案效果。方案所有原定活動結束時，最後的摘要報告，概述結果及相關的團體園藝治療體驗訊息。

時　間

　　方案都會有一個開始和結束，第一次團體活動時要有評估及發展目的，在最後一次團體園藝治療活動時要做再評估。團體進行中間會定期做紀錄。

可用格式

　　採用簡單版的個人化文件來收集並記錄團體活動訊息。以服務對象調查的前測及後測，進行自我評估比較。另一個容易的記錄方法是用評量表，將結果以圖表呈現可以進行比較（見附錄 III 團體文件格式範例）。

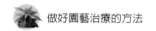

內容範圍

團體文件內容可以像個人化文件的內容，或完全不同，就看團體方案的需要和目的。社交及福祉型園藝治療方案，可能著重在個人滿意度及生活品質議題，而不在於特定技能或身體功能的發展（見附錄 I 社交和福祉型園藝治療方案──SMART 目的、治療活動和進度量測構想之範例）。

總　結

本章說明在進行園藝治療專業時，個人化文件和團體文件常用的方法和紀錄內容。有效的文件對園藝治療專業的成長和信譽至為重要。

參考文獻

1. Austin, David R. 1991. *Therapeutic Recreation : Processes and Techniques*. Champaign, IL: Sagamore Publishing.

2. Best-Martini, Elizabeth, Mary Anne Weeks, and Priscilla Wirth. 2011. *Long Term Care for Activity Professionals*, *Social Services Professionals*, *and Recreational Therapists*. 6th edn. Enumclaw, WA: Idyll Arbor.

3. Borcherding, Sherry. 2000. *Documentation Manual for Writing SOAP Notes in Occupational Therapy*. Thorofare, NJ: SLACK.

4. Davis, William B., Katie E. Gfeller, and Michael H. Thaut. 1992. *An introduction to Music Therapy: Theory and Practice*. Dubuque, IA: Wm. C. Brown.

5. Ozer, Mark, Otto D. Payton, and Craig E. Nelson. 2000. *Treatment Planning for Rehabilitation*: *A Patient-Centered Approach*. New York: McGraw-Hill.

6. Simson, Sharon P. and Martha C. Straus. eds. 1998. *Horticulture as Therapy*: *Principles and Practice*. New York: The Haworth Press.

7. Stumbo, Norma J. and Carol Ann Peterson. 2004. *Therapeutic Recreation Program Design*: *Principles and Procedures*. 4th edn. San Francisco, CA: Pearson Education.

筆記欄

附錄 I

目的（目標）、活動及量測

職訓型園藝治療計畫

社交及福祉型園藝治療計畫

治療型園藝治療計畫

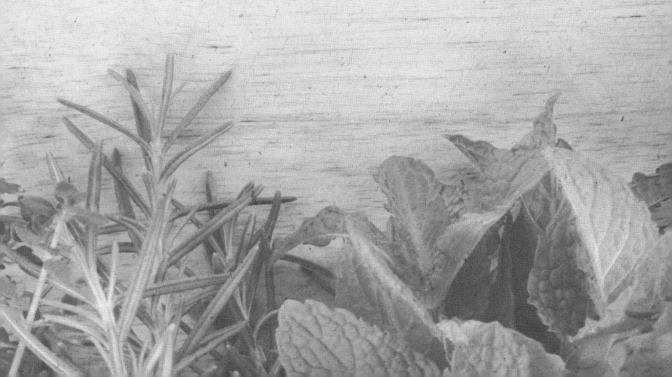

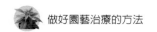

三種類型園藝治療計畫的
SMART 目的、活動，及量測

　　以下為各種園藝治療機構的 SMART 目的（goals，也稱為 objectives 目標）範例，三種類型方案——職訓型、福祉型及治療型——都會註明可行的場域設置和疾病診斷，並配上目的／目標、活動，及測量項目的構想。

職訓型園藝治療計畫

職業訓練或復康

- **場域設置**：臨床工作強化所、爲智力障礙（ID）/ 發展障礙（DD）服務對象而設的庇護工場、創傷性腦損者（TBI）計畫
- **典型疾病診斷和其他類別的參與者**：發展障礙（DD）、智力障礙（ID）、處於高風險少年、創傷性腦損（TBI）、矯正機構（監獄）族群、手部受傷、背部受傷、特殊教育、脊椎神經受傷

短期目的 / 目標	園藝治療活動	量測項目
服務對象參加兩次課程後，可以在沒有視覺或口頭提示下，能記住並跟從三步驟指示，準確率須達 80%。	以頂芽扦插法栽種植物作銷售用。	在一段時間內依同樣的三步驟指示測試幾次，並計算出準確率。
服務對象可以計算銷售植物的總價目，並找餘款正確，準確率須達 80%。	售賣植物時擔任收銀員。	經數次測試後，計算出準確率。
服務對象經過五次預先學習後，可以展示從一數到十二的技巧，準確率須達 100%。	每次測試包括放置十二個小花盆於育苗盤，以用來栽種分株植物。	經數次測試在每個育苗盤內擺放十二個小盆，計算準確率。
服務對象經過三次簡介練習後，能在活動任務完成後，不需口頭提示就清潔工作地方。	用小掃帚及小畚箕清理桌面上及地上的泥土後，用肥皂及清水清潔雙手。	記錄服務對象每星期在活動總結時，不用口頭提示就作出適當清潔任務的次數。
服務對象在十節活動課程中，有九節會準時並完全參與園藝治療活動。	在社區青年中心附近的空地上，建立社區為本的菜園。	記錄服務對象主動參與及遲到的情況。
服務對象要在連續十節活動課程中，遵從小組所預定的正面社交技巧。	討論最適合種子生長的條件，並從而連結到個人成長需要的特定正面社交行為。	以一個小組，列出期望的正面社交行為、溝通和合作的簡短清單。要參與者在每節課程後，追蹤自己的正面行為。

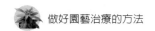

社交及福祉型園藝治療計畫

社區健康計畫

- **場域設置**：植物園或教研用植物園，社區健康中心，支援小組，非營利健康護理機構，如國家多發性硬化症學會（National Multiple Sclerosis Society）、美國心臟協會（American Heart Association）、美國癌症學會（American Cancer Society）、阿茲海默症協會（Alzheimer's Association）、國家精神病患聯盟（National Alliance for the Mentally Ill），團體家屋或家庭式宿舍，日間治療計畫，長期照護住宅

- **典型疾病診斷和其他類別的參與者**：患有多發性硬化症（MS）、心臟病、癌症、關節炎，或其他慢性疾病或因病導致虛弱的人士；慢性病患或失能病人的照護者；正面對失去親人和傷痛的人士、長者、年老的退伍軍人

短程目的／目標	園藝治療活動	量測項目
在第一節的支持小組活動課程時，服務對象要設定兩個能正面影響身體或情緒健康的 SMART 目的。	服務對象（從多種植物中選擇）種下最能代表自己所希望的未來健康狀況的植物插穗於花盆中。以園藝治療活動引領出小組討論 SMART 目標。	注意服務對象所寫下的 SMART 目標，和如何正面影響健康的行動計畫。
服務對象完成三節的支持小組活動課程後，要確認兩個更好對付疾病及壓力來源的方法。	利用乾燥花、乾香草和香料製作香包（potpourri）。活動引領出關於使用香味來放鬆及其他自我照顧方法的討論。	注意服務對象透過書面或口頭認明的兩個可行又有幫助的應對策略。
服務對象在兩節支持小組課程結束時，要討論出一個能較好應付傷痛和失去至親的方法。	用壓好的乾燥花排成圖畫加上相框，用花和葉的寓意來描述所愛的親人。有關傷痛和失去至親的討論可伴隨活動的進行。	注意服務對象在傷痛過程中，以文字或口頭認定的一個能安全表達感受和管理情緒的方法。

治療型園藝治療計畫

物理復健（身體機能復康）

- **場域設置**：復康中心、專業（技術性）護理機構、居家健康照護、骨骼／運動醫療方案、工作強化計畫
- **典型疾病診斷**：腦血管病變（中風，CVA）、髖部骨折、骨骼／運動損傷、燒燙傷、創傷性腦損傷（TBI）、脊椎神經受傷、多發性硬化症（MS）、神經系統失調、手部受傷、勞損如腕隧道症候群或網球肘、關節置換手術

短程目的／目標	園藝治療活動	量測項目
經三節治療活動課程後，服務對象可以於水平高度向前伸展 25 cm，向兩側伸展各達 15 cm。	服務對象向前及兩側伸出手播種於一育苗盤。	記錄向前伸展長度與弧度尺寸。
經兩節活動課程後，服務對象可以忍耐站立 30 分鐘。	於立桌旁站著移植插穗於盆。	記錄每節忍耐站立時間多久。
經五節治療活動課程後，服務對象的肌肉力量由很差改善至尚好，而上肢耐力在不休息的情況下可持續作業長達 20 分鐘。	將無土介質裝滿花盆，作為小組盆栽生產線之一部分。	使用肌肉測試或記錄花盆裝填泥土後所增加的重量。記下服務對象感到累、需要休息前可執行任務的時間長度。
經過三節治療活動課程後，透過增加服務對象播種的種子數 100%，以改善其指尖抓握力。	服務對象利用指尖抓握力來播種不同大小的種子。	記錄服務對象拿起種子及播種的速度和準確率（比較數次的計時測試）。
在三節治療活動課程中，服務對象透過提升澆水任務的速度和準確度達 50%，改進其手眼協調。	利用噴射式水壺或擠壓式水壺給育苗盤內小植盆澆水。	記錄澆水任務的速度和準確率（比較數次的計時測試）。

兒科醫療護理

- **場域設置**：醫院兒科急症病房、特殊兒童日間治療計畫、以學校為本的特殊教育單位、兒科復康中心
- **典型疾病診斷**：大腦癱瘓／腦性麻痺、自閉症、弱智（智力障礙 ID ／發展障礙 DD）、燒燙傷、骨折、肌肉萎縮、意外創傷、中毒、腦部受傷、外科手術、兒童癌症

短程目的／目標	園藝治療活動	量測項目
（正接受化療的）服務對象可以探討出至少兩種方法來面對即將出現的落髮情況，從而降低（因外表不同）感受不同的影響。	製作有面孔的草頭寶寶，嘗試不同「髮型」來引導做小組問題討論。	注意有否認明兩個方法來應對化療後引致落髮的尷尬。
服務對象在三節活動課程中，透過其揀選（分類）種子準確率增加 80%，展示手眼協調和指尖抓握力得到改善。	將（不同大小和形狀的）種子分類並放入小容器中，然後選擇想要種在自己的小泥炭盆的種子，帶回家栽種。	經數次計時測試，計算揀選（分類）種子的準確率。
服務對象在三節活動課程中，認定兩個方法有助於自己出院後復原並保持已有改善的健康狀況。	讓服務對象認養一株需要經常照顧的植物，去體驗照顧另一個生命（而不是總是做被照顧者）。參與商討未來照顧植物和自己的最佳方式。	注意有否認明兩個方法，能在出院後更好地照顧自己的健康／福祉。
服務對象在兩節物理治療課程中合作地練習步態訓練（與園藝治療師一起合作進行治療）。	把材料放在房間的不同位置，讓服務對象自行拿取以進行種植活動。	注意服務對象在室內走動以取用活動需要的各物品材料，而只很少或全無抱怨。

精神健康

- **場域設置**：住院急症護理行為治療病房（急性精神治療病房）、社區精神健康中心、部分住院計畫（日間病房）、團體家屋或家庭式宿舍、居家健康照護、戒除癖癮、無家者收容所、退伍軍人醫院、災難收容所
- **典型疾病診斷**：重度抑鬱症、躁鬱症、焦慮及恐慌症、思覺失調症（精神分裂症）、病態人格、創傷後壓力症候群

短程目的／目標	園藝治療活動	量測項目
服務對象在二～三節活動課程時會探討一、兩個適合出院後做的既健康又具有效益的休憩活動。	探討室內植物的種類及照顧方法，並做好一個小型組合盆栽帶回家照顧。	注意有否認明一、兩個適合出院後在家做的休憩活動，包括，活動做什麼、何時做、如何做及在哪裡做等詳細資訊。
服務對象在出院前的三次治療小組中展示合作及正面的社交技巧。	執行園藝任務例如播種和用莖頂插穗栽種，帶回家照顧。	注意服務對象在三節小組課程中，有否跟小組同儕合作且沒有製造紛擾或躁動不安。
服務對象在出院前的兩節治療課程中，會口頭要求材料及尋求協助來確明活動指示，從而展示已改善的溝通技巧。	種植可食用的花卉沙拉組合盆栽或製作香包（是要採用數種材料及多步指示的任務）。	注意服務對象在兩節治療課程中，有否要求材料和口頭尋求協助或澄清指示。
服務對象可以認定兩、三個正面應對的對策，使在出院後更能控制病情和壓力來源。	以小組方式進行植物分株活動，導引去討論植物的及自己的需要，達到要求可以促進正向成長。	注意有否認明兩或三個應對的方法，使出院後更能顧及自己的需要。
服務對象會展示充分的行為自制，沒有躁動不安、攻擊行為或動怒謾罵就完成一項30分鐘的園藝任務。	進行園藝任務如：修剪芳香天竺葵上的枯葉，和種植多肉植株的分枝。	注意服務對象能否忍耐30分鐘的任務，包括接受工作人員指示／重新指引而沒有動怒爆粗口或躁動不安的行為。
服務對象於連續三次的園藝治療活動課程時，能口頭認明並至少做到一項可以自我舒緩的園藝活動。	利用韻律性的園藝活動，包括前後移動的動作，如耙泥土、鬆土、耕作及鋤草，從而學習更有效應付焦慮和恐慌的方法。	記錄口頭上的認明及有關行動的參與。

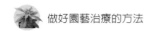

疼痛管理（控制）

- **場域設置**：疼痛治療診所、居家照護、復健中心、專業技術性護理機構、骨骼／運動醫療方案、安寧照顧
- **典型疾病診斷**：關節炎、背部受傷、帶狀皰疹、癌症、術後疼痛、骨折、勞損（重複使力傷害）、偏頭痛、退化性椎間盤疾病、燒燙傷

短程目的／目標	園藝治療活動	量測項目
服務對象經過兩節治療課程後，在進行園藝治療活動時，其自覺疼痛強度降低，並於疼痛量表（1-10量表）降低2級。	種植芳香天竺葵插穗或剪下玫瑰、並把玫瑰花瓣逐片剝開分散乾燥，供製作香包用。	使用1-10級疼痛量表，並記錄服務對象自覺疼痛強度的改變（比較數次測試）。
服務對象經過兩節治療課程後，會認明兩個新的應對策略來把疼痛控制得更好。	以小組方式在一個大花盆中栽種可食用花卉，做一個沙拉組合盆栽。	注意有否認明兩個新的疼痛控制對策。

安寧照顧

- **場域設置**：安寧病房、居家照護
- **典型疾病診斷**：末期癌症、充血性心臟衰竭，及退化性神經系統疾病

短程目的／目標	園藝治療活動	量測項目
服務對象在進行園藝治療活動課程時及剛結束後，其自覺疼痛強度降低，並於疼痛量表（1-10量表）降低2級。	以鮮花進行插花活動，成品可放置在服務對象房內或送給他／她的至愛。	服務對象在進行園藝治療活動時及之後的30分鐘內，其自覺疼痛強度（依疼痛量表1-10）有否降低2級。
服務對象在一節園藝治療活動時，對面臨死亡接近，會表達寧靜和告別感。	討論栽種什麼樹留給至愛，和討論身後事的議題。	記錄服務對象有否在言語上表達已準備好接受自然死亡，或與至愛作告別的寧靜感。

腦退化症

- **場域設置**：專業技術性護理機構內的阿茲海默症病房、老人日間照護計畫、居家照護、住院老人精神病房
- **典型疾病診斷**：阿茲海默型失智症、多發性腦梗塞性失智症、皮克氏症（額顳葉失智症）、亨丁頓氏舞蹈症、克雅二氏症（Creutzfeldt-Jakob disease, CJD）、創傷性腦損（TBI）、腦血管病變（中風，CVA）

短程目的／目標	園藝治療活動	量測項目
經過三節治療課程後，服務對象在進行園藝治療活動時，能顯示知道自己身處的地方。	照顧放在手推車上推到病房的室內植物，同時懷舊、談論植物和園藝。	記錄有否言語表達對以往園藝經驗的回憶或識別兩類植物。
服務對象在進行園藝治療活動時，表現躁動不安減少又有能力與同伴恰當地進行社交 15 分鐘。	把香草分株，栽種成組合盆栽放在病房單位的庭園，或在容器栽種舊品種又可留種的植物。	記錄服務對象在園藝治療活動時，以合適的態度召喚工作人員或同伴 15 分鐘（沒有表現擾亂行為）。
在三節園藝治療活動時，服務對象每節有 15 分鐘能在口頭提示下，跟從兩步指示做。	以鮮花或乾燥花進行插花活動，放在服務對象的房內（只用無毒性植物）。	記錄服務對象是否有 15 分鐘表現跟從兩步指示做。

資料來源：由 S. Sieradzki 提供。

筆記欄

附錄 II

活動、工序，及課程規劃的資源

西方節日和重要的慶祝

因應節日而做的種植安排範例

把戶外的花園帶進室內

園藝治療任務和活動構思的文獻資源

園藝治療任務和活動構思的園藝文獻資源

園藝治療活動課程計畫

活動內容和規劃工具：瓶栽（玻璃箱花園）

課程檢討清單

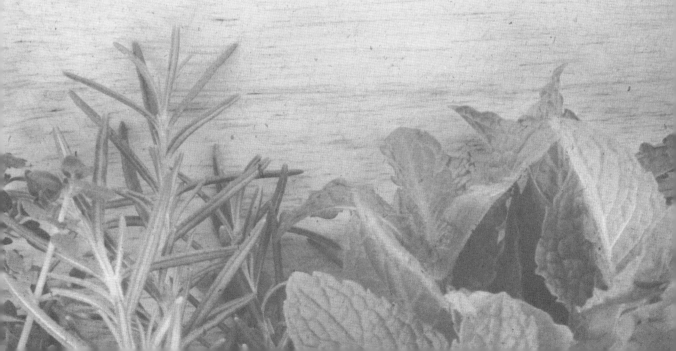

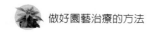

此附錄包含了不同資料來源的範例，可以協助治療師規劃、安排、組織及檢討園藝工序和活動，以及園藝治療活動課程的流程和架構。

西方節日和重要的慶祝

- 一月（花：康乃馨）
  - 新年元旦
  - 馬丁路德紀念日
  - 中國農曆新年（有時在二月）
- 二月（花：**紫羅蘭或甜心玫瑰**）
  - 土撥鼠節
  - 林肯誕辰紀念日
  - 情人節
  - 總統日
  - 華盛頓誕辰紀念日
  - 狂歡節
  - 聖灰星期三
- 三月（花：**長壽花或水仙花**）
  - 聖派翠克節
  - 立春
  - 美國園藝治療週
- 四月（花：**雛菊或香豌豆（花）**）
  - 愚人節
  - 聖枝主日（有時在三月）
  - 逾越節
  - 復活節（有時在三月）
  - 世界地球日
  - 植樹節（四月的最後一個星期五）

- 五月（花：谷中百合（鈴蘭））
  - 五一勞動節
  - 母親節
  - 軍隊節
  - 陣亡烈士紀念日
- 六月（花：玫瑰）
  - 國旗日
  - 父親節
  - 夏至
- 七月（花：矢車菊）
  - 美國國慶日
- 八月（花：唐菖蒲）
- 九月（花：紫菀（翠菊））
  - 勞動節
  - 愛國日
  - 祖父母節
  - 猶太新年
  - 立秋
  - 贖罪日（猶太教）
- 十月（花：金盞花）
  - 美國兒童節
  - 哥倫布紀念日
  - 聯合國日
  - 萬聖節
- 十一月（花：菊花）
  - 大選日
  - 退伍軍人節
  - 感恩節

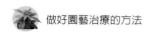

- 十二月（花：聖誕紅或水仙）
  - 珍珠港紀念日
  - 光明節（猶太教）
  - 冬至
  - 聖誕節
  - 寬扎節

資料來源：由 P. Catlin 提供。

因應節日而做的種植安排範例

節日	植物成品	繁殖或預備方法	需時（活動前所需週數）
情人節	桌上心形長春藤擺設	扦插	4
聖派翠克節	裝飾三葉草盆栽	球莖栽種或分株	8
母親節	開花的萬壽菊	播種	8
父親節	肉質植物組合盆栽	分株及扦插	4
7月4日（美國國慶日）	以紅色、白色及藍色的花園植物進行插花活動	毋忘我一種子 雞冠花一種子 銀葉菊一買小苗移植	毋忘我—16 雞冠花—12 銀葉菊—06
秋分	落葉藝術	壓葉	2-3
萬聖節	製作蜘蛛型種植盆	管狀物	2
感恩節	以南瓜作種植盆（栽種瑞典長春藤或其他垂吊型植物）	扦插	3
冬季節日	開花的孤挺花（喇叭花）和白花水仙	球莖的促成栽培	8-10

把戶外的花園帶進室內

植物名稱	扦插	種子（收集/播種）	壓製及乾燥	乾燥及茶	香包、芳香油等	烹煮	香草油及香草醋
秋海棠	X						
雞冠花		X	X		X		
彩葉草	X						
香草	X	X		X	X	X	X
永久花 例如 麥桿菊、彩星（星辰花）		X	X		X		
鳳仙花	X						
檸檬香蜂草 ──蜜蜂花				X	X	X	X
萬壽菊 ──芳香萬壽菊		X	X		X		
薄荷	X			X	X	X	X
旱金蓮（金蓮花）		X		X		X	
天竺葵	X		X				
玫瑰			X		X		
芳香天竺葵	X		X	X	X	X	X
紫露草／紫鴨跖草	X						
馬鞭草／美女櫻			X				
蔬菜		X				X	
百日草		X	X				

園藝治療任務和活動構思的文獻資源

- AHTA 美國園藝治療協會的《新聞雜誌》（www.ahta.org）
- Bruce, Hank and Jill Folk. 2004. *Gardening Projects for Horticultural Therapy Programs.* Sorrento, FL: Petals & Pages Press.

  書名暫譯：《適用於園藝治療計畫的園藝項目》

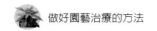 做好園藝治療的方法

- Cassidy, Patty. 2011. *The Illustrated Practical Guide to Gardening for Seniors.* Leicestershire, UK: Anness Publishing.

  書名暫譯:《適合長者操作的園藝任務及圖解指南》

- Cassidy, Patty. 2013. *The Age Proof Garden: 101 Practical Ideas and Projects for Stress-Free, Low-Maintenance Senior Gardening.* Leicester, UK: Anness Publishing.

  書名暫譯:《不受年齡限制的花園:101 個適合長者無壓力及低維護需求之園藝項目》

- Catlin, Pam. 2012. *The Growing Difference: Natural Success through Horticultural-Based Programming.* Create Space.

  書名暫譯:《長出差異:園藝的計畫是自然的成功》

- Etherington, Natasha. 2012. *Gardening for Children with Autism Spectrum Disorders and Special Needs: Engaging with Nature to Combat Anxiety, Promote Sensory Integration and Build Social Skills.* Philadelphia, PA: Jessica Kingsley.

  書名暫譯:《適合自閉症及特殊需求兒童的園藝操作:接觸自然對抗焦慮、促進感覺統合和建立社交技巧》

- Gabaldo, Maria M. et al. 2003. *Health through Horticulture: A Guide for Using the Outdoor Garden for Therapeutic Outcomes.* Glencoe, IL: Chicago Botanic Garden.

  書名暫譯:《園藝帶來健康:戶外花園通向治療成果指南》

- Hewson, Mitchell L. 1994. *Horticulture as Therapy: A Practical Guide to Using Horticulture as a Therapeutic Tool.* Guelph, ON: Greenmor Printing.

  中文版:《植物的療癒力量——園藝治療實作指南》。臺灣,心靈工坊文化

- Hoetker Doherty, Janice. 2009. *A Calendar Year of Horticultural Therapy: How Tending your Garden Can Tend Your Soul.* Boynton Beach, FL: Lilyflower Publishing.
  書名暫譯：《園藝治療年曆：照顧花園照顧心靈》

- Jiler, James. 2006. *Doing Time in the Garden: Life Lessons through Prison Horticulture.* Oakland, CA: New Village Press.
  書名暫譯：《在花園的耕耘時光：監獄園藝的生命課程》

- Larson, Jean and Mary Meyer. 2006. *Gardening Together: Sourcebook for Intergenerational Therapeutic Horticulture.* Binghamton, NY: Haworth Press.
  書名暫譯：《一起做園藝：跨世代療癒園藝資料集》

- Making Connections.《搭建連結：美國園藝治療學院的通訊》（www.htinstitute.org）

- Molen, Stephanie et al. 1999. *Growth through Nature: A Preschool Program for Children with Disabilities.* Sagaponack, NT: Sagapress.
  書名暫譯：《透過大自然成長：殘疾兒童學前計畫》

- Moore, Bibby. 1989. *Growing with Gardening: A Twelve-Month Guide for Therapy, Recreation and Education.* Chapel Hill, NC: UNC Press Books.
  書名暫譯：《與園藝一起成長：治療、休閒和教育的 12 個月指南》

- Rothert, Eugene and Kelly Nelson. 2011. *Health through Horticulture: Indoor Gardening Activity Plans.* Glencoe, IL: Chicago Botanic Garden.
  書名暫譯：《園藝帶來健康：室內園藝活動計畫》

- Wise Joanna. 2015. *Digging for Victory: Horticultural Therapy with Veterans for Post-Traumatic Growth.* London, UK: Karnac Books.
  書名暫譯：《開挖勝利：園藝治療用於退伍軍人的創傷後成長》

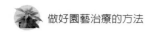

園藝治療任務和活動構思的園藝文獻資源

　　以下是一些園藝的參考資料，對於為園藝治療計畫作規劃或安排種植很有用，尤其是那些以商業模式運作及／或按作物及生產時間表而安排活動課程的計畫。

- Bartholomew, Mel. 2013. *All New Square Foot Gardening.* 2nd edn. Minneapolis, MN: Cool Springs Press.
  大陸譯為：《全新版一米菜園》

- Coleman, Eliot. 1995. *The New Organic Grower: A Master's Manual of Techniques for the Home and Market Gardener.* 2nd edn. White River Junction, VT: Chelsea Green Publishing.
  書名暫譯：《新有機生產者：家庭園藝及菜農用大師技術手冊》

- Davidson, Harold, Roy Mecklenburg, and Curtis Peterson. 2000. *Nursery Management: Administration and Culture.* 4th edn. Upper Saddle River, NJ: Prentice Hall.
  書名暫譯：《苗圃管理：行政與文化》

- Dole, John M. and Harold F. Wilkins. 2004. *Floriculture: Principles and Species.* 2nd edn. Upper Saddle River, NJ: Pearson/Prentice Hall.
  書名暫譯：《花卉栽培：原理和品種》

- Ellis, Barbara. 2013. *Starting Seeds: How to Grow Healthy, Productive Vegetables, Herbs, and Flowers from Seed.* North Adams, MA: Storey Publishing
  書名暫譯：《由種子開始：如何生產健康豐產的蔬菜、香草和花卉》

- Fortier, Jean Martin. 2014. *The Market Gardener: A Successful Grower's Handbook for Small-Scale Organic Farming.* Gabriola Island, BC: New Society Publishers.
  書名暫譯：《市場園藝：小型有機栽培成功手冊》

- Hartman, Hudson T. et al. 2010. *Hartmann & Kester's Plant Propagation: Principles and Practices.* 8th edn. Upper Saddle River, NJ: Prentice Hall.

  書名暫譯：《哈特曼和凱斯特的植物繁殖學：原理與實務》

- Jeavons, John. 2012. *How to Grow More Vegetables.* 8th edn. Berkeley, CA: Ten Speed Press.

  書名暫譯：《如何生產更多蔬菜》

- McMahon, Margaret et al. 2002. *Hartmann's Plant Science: Growth, Development, and Utilization of Cultivated Plants.* Upper Saddle River, NJ: Prentice Hall.

  書名暫譯：《哈特曼的植物學：栽培植物之生長、發育和利用》

- Nelson, Paul V. 2011. *Greenhouse Operation and Management.* 7th edn. Upper Saddle River, NJ: Prentice Hall.

  書名暫譯：《溫室的運作和管理》

- Smith, Shane. 2000. *Greenhouse Gardener's Companion.* Golden, CO: Fulcrum Publishing.

  書名暫譯：《溫室園丁的伙伴》

- Still, Steven M. 1994. *Manual of Herbaceous Ornamental Plants.* 4th edn. Champaign, IL: Stipes Publishing.

  書名暫譯：《草本觀賞植物手冊》

- Stone, Curtis Allen. 2016. *The Urban Farmer: Growing Food for Profit on Leased and Borrowed Land.* Gabriola Island, BC: New Society Publishers.

  書名暫譯：《城市農夫：租借土地栽種食物及獲利》

- Whiting, David. 2012. *The Science of Gardening.* Dubuque, IA: Kendall Hunt Publishing.

  書名暫譯：《園藝學》

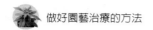

園藝治療活動課程計畫

小組名稱：_____　　課程日期：_____

方案類型：_____

目　　標：_____

_____

_____

_____

方法／活動摘要：_____

_____

_____

物資材料：_____

_____

_____

流程：_____

_____

_____

_____

記錄方法：_____

_____

_____

檢討及跟進備註：_____

_____

_____

資料來源：由 K. Kennedy 提供給園藝治療學院（Horticultural Therapy Institute）。

活動內容和規劃工具：瓶栽（玻璃箱花園）

所需時間：1 小時

目　的：

1. 維持精細動作機能
2. 發展／維持認知能力
3. 發展／維持恰當的社會化技能

目　標：

1. 參與者運用精細技能不少於 10 分鐘。
2. 參與者在活動課程中的討論時段，能維持 5-10 分鐘的機敏知覺性。
3. 參與者在任務進行時，能跟別人合作。

所需物資（材料）：

- 「適合做瓶栽」的透明塑膠容器
- 鉛筆／原子筆作戳洞用
- 培養土和育苗盤或育苗袋
- 手套
- 石春、彩砂（aquarium gravel）
- 炭粒
- 合適的植物（長春藤、網紋草或椒草）
- 水（溫水及涼水）
- 剪刀

流　程：

1. 向小組展示瓶栽樣本及／或圖片。帶領小組討論瓶栽的事情（見有趣點）。描述當天的項目及會使用的植物。
2. 向組員分發瓶栽容器。
3. 以石春覆蓋容器的底部（至少 2.5 cm 厚）。
4. 以炭粒薄薄的覆蓋在石春上面。
5. 把培養土和溫水放在可再封口的袋內混合，直至培養土均勻濕潤。

6. 以濕潤的培養土覆蓋在石春和炭粒層上（約5 cm厚），然後輕輕壓實。

7. 決定栽種植物（2或3株）的位置，為每株戳一個洞。

8. 將植株種入洞內，用培養土向插穗周圍壓實。

9. 在每株周圍輕輕澆水。

10. 如要把容器周邊的泥土除去，可沿容器邊倒入少量的水或利用面紙抹走。

11. 容器加蓋後放在沒有陽光直射的位置。

規劃備註：

有趣點：

- 瓶栽最初是被早期的探險家應用，作為保存活生生植物的一種方式，便可把植物從海外帶回自己的家鄉。海水不可作澆水用，而飲用水要節省給船員用。

- 泥土及植物的水分會蒸發並向上升至瓶頂，然後凝聚成小水點滴回泥土中，就像一個循環的雨水系統。

- 只要瓶蓋封口夠緊，瓶內不用再澆水。

- 炭可以保持瓶栽內的水「清甜」。你們知道炭粒常被用在濾水器內使水的味道比較好嗎？

- 什麼容器是一個好的瓶栽容器？任何透明的容器，而且可以被封口的，如水族箱、罐、汽水瓶、大的泡菜瓶，及大的水樽等。

- 瓶栽要放在沒有直射陽光的位置，因為強烈的陽光穿過透明玻璃或塑膠後會把植物燒傷。

調 節：

- 為鼓勵更多社交活動和同伴間的合作，可以小團隊方式製作瓶栽。

- 只有能安全操作有毒性植物的服務對象可用長春藤。

資料來源：由 P. Catlin 提供。

課程檢討清單

外在因素：包括機構環境、地點，及其他影響參與者舒適度和參與情況的可變因素（variables）。

_____ 是　　_____ 否　　活動課程時間是否有助最大參與程度及知覺性？

_____ 是　　_____ 否　　環境溫度是否舒適？

_____ 是　　_____ 否　　是否安排了交通接送？

_____ 是　　_____ 否　　地點是否方便？

_____ 是　　_____ 否　　是否有外在原因分散注意力？

_____ 是　　_____ 否　　光線是否充足／合適？

_____ 是　　_____ 否　　座位安排是否有助小組進行活動？

_____ 是　　_____ 否　　參與者到達時是否已為該節課程準備妥當（合適衣著、為防曬、個人需要作好準備等）？

_____ 是　　_____ 否　　設施如洗手間、清水、面紙、輔助器材等等是否可隨時使用？

活動課程的流程：影響組員功能及預期成果的可變因素。

_____ 是　　_____ 否　　工序是否合適組員的年齡、性別及能力？

_____ 是　　_____ 否　　達到最高參與程度的阻礙是否解決了？

_____ 是　　_____ 否　　供應物資是否充足？

_____ 是　　_____ 否　　工具是否足夠及合適？

_____ 是　　_____ 否　　是否做好修改及調節，使活動進行有效果又合適？

_____ 是　　_____ 否　　是否有足夠工作人員及／或志工作支援？

_____ 是　　_____ 否　　影響安全的問題是否消除了？

_____ 是　　_____ 否　　是否有足夠時間進行任務？

_____ 是　　_____ 否　　是否有足夠時間進行討論？

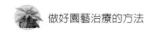

自我檢討：評估自身特質的治療效用

_____ 是 _____ 否　　發出的指示是否在恰當的水準？

_____ 是 _____ 否　　發出的指示是否有邏輯順序？

_____ 是 _____ 否　　語氣、用詞及互動是否尊重服務對象？

_____ 是 _____ 否　　領導風格是否有效？

_____ 是 _____ 否　　是否既能注意個別組員也能注意整個小組？

_____ 是 _____ 否　　是否輔助了服務對象去瞭解小組目的、個人目標和
　　　　　　　　　　　　　進展？

_____ 是 _____ 否　　小組的步伐是否讓每一位組員舒適？

_____ 是 _____ 否　　參與者之間的互動是否管理妥當？

_____ 是 _____ 否　　預期的結果是否達到？

_____ 是 _____ 否　　是否確認了服務對象／治療師的合適界限？

_____ 是 _____ 否　　是否展示了最少限制的訓練技巧
　　　　　　　　　　　　　（示範、口頭提示、身體提示及實際的協助）？

_____ 是 _____ 否　　是否促進獨立性？

_____ 是 _____ 否　　是否建立了一個信任、尊重和耐心的氛圍？

_____ 是 _____ 否　　是否跟參與者建立了一個正面的互信關係？

資料來源：由 K. Kennedy 提供。

附錄 III

園藝治療文件用的各類表格

漢娜大學老年精神病學中心情境評估觀察報告

克雷格醫院園藝治療轉介病患及參與表

山谷發展服務——個人服務支持計畫（ISSP）

個人治療計畫（ITP）及園藝治療方法範例

單次團體活動課程觀察紀錄表範例

BASICS 紀錄範例

出院摘要範例

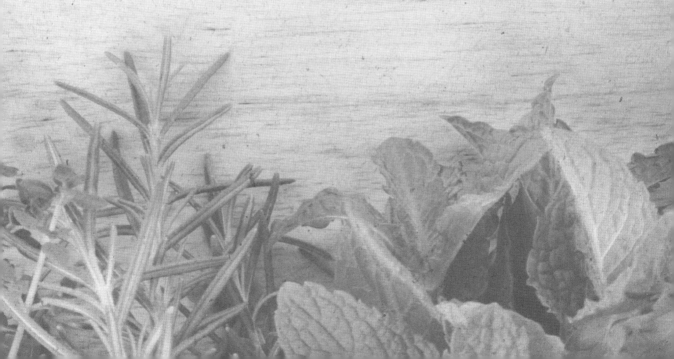

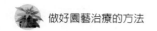
　　以下是一些記錄園藝治療處理用的表格範例，適用於評估、轉介、參加紀錄、處理規劃、活動課程和個人觀察，及出院等用途。

漢娜大學老年精神病學中心
情境評估觀察報告

服務對象姓名：

課程活動： 日期：

觀察	評量	意見
對任務的態度		
願意參與		
表現主動性及熱誠		
對工具／植物有責任心		
工作至任務完成		
遵守安全措施		
準時／良好的時間管理		
明白任務目的		
適當地尋求協助		
情緒控制		
有耐性／等待成果		
對挫折忍耐得宜		
能調節自我心情		
能控制衝動情緒		
聚焦於正面事物		
能管理焦慮		
認知／執行任務技能		
明白／記得指示		
注意任務／主題		注意力集中時間：_____分鐘
遵從多步驟指示		
遵從適當的順序		
會意識自己的錯誤		
能組織自己的任務		
能解決問題		

服務對象最好有：（請圈選）

書面指示　示範　視覺提示　持續提示　肢體協助　手疊手帶領

改良式工具或技術：（請描述）

溝通／人際關係技巧	評量	意見
與同儕社交／表現忍讓		
與別人合作		
接受監督／協助		
分享工具／設備／空間		
自發性的互動		
互動時有回應		
有彈性／接受改變		
行為恰當		
分享自己的經驗／感受		
表現自信心		

身體技能／體能	評量	意見
正常說話		
聽力足夠		
視力足夠		
充分坐／立平衡		
一般動作技能適當		
精細動作／手眼協調技能適當		
肌力充足		
充分耐力／體能		

獨立移動性：（請圈選）

能獨立走動　使用 T 字拐杖　使用手杖　使用助行器

用助行車（步行輔助車）　使用輪椅　使用電動輪椅

服務對象的強項：

服務對象的限制：

未來需求：

評量表：1= 可獨立進行　2= 要有架構／監督　3= 需少量肢體／認知上協助

4= 需大量肢體／認知上協助　5= 不能

資料來源：由 S. Sieradzki 提供給漢娜大學（Hanna University）老年精神病學中心。

克雷格醫院園藝治療轉介病患及參與表

創傷性腦傷：   **脊髓損傷：**

認知功能量表（LOCF）：＿＿＿＿＿   損傷程度：＿＿＿＿＿＿

意見：＿＿＿＿＿＿＿＿＿＿＿＿＿   意見：＿＿＿＿＿＿＿＿＿＿

園藝興趣：

- 室內（盆栽植物的維護／繁殖）

- 戶外（蔬菜／時花）

- 改良式園藝工具

- 園藝手工藝

- 其他：

目的：

1. ＿＿＿＿＿＿＿＿＿＿＿＿＿＿＿＿＿＿＿＿

2. ＿＿＿＿＿＿＿＿＿＿＿＿＿＿＿＿＿＿＿＿

3. ＿＿＿＿＿＿＿＿＿＿＿＿＿＿＿＿＿＿＿＿

4. ＿＿＿＿＿＿＿＿＿＿＿＿＿＿＿＿＿＿＿＿

出院日期：＿＿＿＿＿＿＿＿＿＿ 省／市：＿＿＿＿＿＿＿＿＿

主治醫師：＿＿＿＿＿＿＿＿＿＿ 病歷卡號：＿＿＿＿＿＿＿＿

轉介者：＿＿＿＿＿＿＿＿＿＿   轉介日期：＿＿＿＿＿＿＿＿

園藝小組參與：

日期：＿＿＿＿＿＿＿＿＿＿＿＿ 活動：＿＿＿＿＿＿＿＿＿＿

視頻回顧：

日期：

_____　一米菜園入門

_____　一米菜園第 1,2,3 集

_____　如何種植多季蔬菜

_____　水耕園藝

_____　其他

園藝治療活動：室內及戶外

日期：_____　活動：_____

<table>
<tr><th>書面資源</th><th>改良式設備</th></tr>
<tr><td>

• 高床園藝栽培
• 改良式園藝設備
• 工具目錄及廠商清單
• 小園地指引
• 回顧無障礙花園
• 庭園設計說明
• 其他
</td><td>

• 寬 U 字形手扣環（小中大）
• 前臂扣環（小中大）
• 所提要求
• 其他
</td></tr>
</table>

意見／建議：

出院備註：

資料來源：由 S. Hall 提供給克雷格（Craig Hospital）醫院。

山谷發展服務 —— 個人服務支持計畫（ISSP）

服務使用者姓名：

開始日期： 　　　　　　　　　　　　　計畫類別：職業型

預計完成日期： 　　　　　　　　　　　實際完成日期：

短期目的：服務使用者甲每天在溫室工作達 3 小時。

　　　目標 1：服務使用者甲能進行價值 1 小時的工作。

　　　目標 2：服務使用者甲能進行價值 2 小時的工作。

　　　目標 3：服務使用者甲能進行價值 3 小時的工作。

　　準　則：當連續六個月目標 1 的成功率達 80%，服務使用者甲可移至目標 2，以此類推。

必須具備技巧：想參與更多溫室活動的願望、掌握任務知識。

目前表現：服務使用者甲難於持續進行任務。甲會開始工作，但容易分散注意力而對任務分心。

本案目的：幫助服務使用者展開與工作有關的任務，並按時完成。

所需材料：任務所需用到的材料和設備、工作人員的鼓勵。

負責人員：溫室工作人員、服務使用者甲。

檢討時間：

- 項目經理：每週及／或每月一次
- 個案經理：每半年一次
- 預算規審委（BPRC）／人力資源課（HRC）：不適用

步驟（工序分析／行為互動）：

1. 工作人員給服務使用者甲所需工具，以完成給他的任務
2. 工作人員以口頭提示讓服務使用者甲繼續完成任務
3. 工作人員協助服務使用者甲建立能力，能工作較長時間

增強因子：口頭讚賞、工作技巧增加、工資

修正步驟：口頭提醒

資料收集：　　＋　當日完成任務　　　－　任務未能完成　　1　沒有機會

簽名／日期 　　　　　　　　　　　　　　簽名／日期

資料來源：由 B. Scrimsher 提供給山谷發展服務（Mountain Valley Developmental Services）。

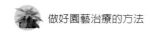

個人治療計畫（ITP）及園藝治療方法範例

服務使用者姓名：　　　　　　　　　　負責人員：治療師姓名

開始日期：　　　　　　　　　　　　　計畫類別：治療型

預計完成日期：　　　　　　　　　　　實際完成日期：

長程目的：增進對衝動行為的控制

短程目標：連續四個節次參與園藝治療活動課程，能夠跟同儕和帶領者一起
　　　　　合作做事。

方　　　法：課程在病患治療中心的花園進行，一星期兩次，每次二小時。
　　　　　園藝治療師建構活動課程，每一次課程包含以小組形式執行的工
　　　　　作，課程中有一項任務必須以團隊完成。每次開始時，治療師先
　　　　　就當日課程帶領角色扮演活動，示範合作和不合作的行為，以及
　　　　　相應對策，並介紹當節要完成的任務。

　　　園藝治療師可預先跟服務對象約法三章，採取「三振出局」的方法來
管理組員行為。首先，當服務對象有不合作的團體行為時（見下方有關要注
意的特定行為），園藝治療師依照約定的手勢或叫出服務對象的名字作為警
告。如不合作行為繼續出現，治療師把服務對象拉到一旁，提醒要合作、要
求簡短解釋所發生的事情、要求其正向接觸小組及同儕。或許這要治療師
給予提示或建議。如果情況持續，服務對象便被帶離小組、不得繼續參與活
動。（編者備註：被帶離小組可能會鼓勵不合作行為，因此園藝治療師要留
意並和服務對象傾談。需要時，可調整流程。）

備註：下列行為需要補救，也可能會引致提醒。

• 肢體衝突

• 爭吵（喊叫、辱罵、干擾舉動）

• 缺乏團體參與（離群）

• 不容妥協的行為

紀錄／製圖：

日期	評分	意見

評分量表：　　4 = 不需提醒可達成目標

　　　　　　　3 = 要一次提醒

　　　　　　　2 = 拉到一旁（有兩次提醒）

　　　　　　　1 = 離開園藝治療活動課程（有三次或以上的提醒）

資料來源：由 Gail Doesken 提供。

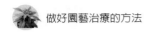

單次團體活動課程觀察紀錄表範例

克利夫蘭女執事醫院——園藝治療計畫

日期：＿＿＿＿＿＿＿＿　　　小組名稱：＿＿＿＿＿＿＿＿＿＿＿＿＿＿＿

活動課程：＿＿＿＿＿＿＿＿＿＿＿＿＿＿＿＿＿＿＿＿＿＿＿＿＿＿＿＿

服務對象姓名：								
遵從並記得多步驟指示								
能夠依先後次序組織任務								
能夠發現並改正自己的失誤								
遵從安全措施								
表現自我控制情緒								
跟工作人員和同儕正向互動								
分享自己過去的感受／經驗								
能與他人合作								
願意參與整個小組課程								
有彈性／容忍改變								
適當地忍受挫折								
有充分的動作技能／協調								
有充分的肌力／耐力								
在最少提示下可獨立做								

附加備註：＿＿＿＿＿＿＿＿＿＿＿＿＿＿＿＿＿＿＿＿＿＿＿＿＿＿＿＿

＿＿＿＿＿＿＿＿＿＿＿＿＿＿＿＿＿＿＿＿＿＿＿＿＿＿＿＿＿＿＿＿＿＿＿

＿＿＿＿＿＿＿＿＿＿＿＿＿＿＿＿＿＿＿＿＿＿＿＿＿＿＿＿＿＿＿＿＿＿＿

治療師簽名：＿＿＿＿＿＿＿＿＿＿＿＿　　　日期：＿＿＿＿＿＿＿＿＿＿

資料來源：由 S. Sieradzki 提供給克利夫蘭女執事醫院（Deaconess Hospital of Cleveland）。

BASICS 紀錄範例

以下的每日評核表是美國內布拉斯加州的弗拉納根神父男孩之家（Father Flanagan Home for Boys，又稱為 Boys Town）的園藝訓練中心設計的。此每日評核青少年在職情況的 BASICS 系統聚焦重點是積極進步。在每兩週發放工資期間，每名受僱員工在每個工作天均有機會賺取他們的「BASICS」。

BASICS 代表 Being on time（準時）、Attire（衣著恰當）、Staying on task（堅守崗位）、Instruction following（遵從指示）、Condition of work（工作情況）及 Social skills（社交技巧）。然後依據獲得「表現優異」的得分百分比和勝任點數，受僱員工會獲得加薪。

工資支付的兩週工作期：

受僱員工	一	二	三	四	五	一	二	三	四	五	總時數
家輝	4	4.5	4	3.5	2	4	4	4.5	4	4.5	39
	+B +A +S I +C +S	+B +A +S +I +C +S	+B +A +S +I +C +S	+B +A +S +I +C +S	+B +A S +I +C +S	B +A +S I +C +S	+B +A +S I +C +S	+B +A +S +I +C +S	+B +A +S +I +C +S	+B +A +S +I +C +S	

Being on time（準時）··· 90

Attire（衣著恰當）··· 100

Staying on task（堅守崗位）·· 90

Instruction following（遵從指示）································· 70

Condition of work（工作情況）····································· 100

Social skills（社交技巧）··· 100

「表現優異」百分率··· 550 / 600（91%）

恭喜家輝！你持續在六個支付期成功保持「表現優異」百分率在 90% 以上。你的下一次工資會顯示加薪每小時_____元。

資料來源：由美國園藝治療師 T. Kent, HTM 提供。

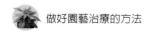

出院摘要範例

克利夫蘭女執事醫院──園藝治療計畫

服務對象姓名：　　　　　　　　　　病歷卡號：

診斷：　　　　　　　　　　　　　　轉介日期：

出院摘要：

出院日期：

服務對象於住院期間，在排定的＿＿＿節園藝治療活動課程中參加了＿＿＿節。
服務對象的參與程度和品質表現如下：

園藝治療目的之達成狀況：

	達成	部分達成	少量達成	未能達成	意見
目標 1：					
目標 2：					
目標 3：					
目標 4：					

建議／意見：

治療師簽名：＿＿＿＿＿＿＿＿＿＿＿＿　日期：＿＿＿＿＿＿＿＿＿＿

資料來源：由 S. Sieradzki 提供給克利夫蘭女執事醫院（Deacones Hospital of Cleveland）。

附錄 IV

園藝治療的處理對策

精神健康類（由 S. Sieradzki 及 C. LaRocque 提供）

身體健康類（由 S. Hall 及 M. Wichrowski 提供）

職業技能類（由 S. Gallagher, J. Gabriel, 及 R. Haller 提供）

身心福祉類（由 K. Kennedy 及 S. Taft 提供）

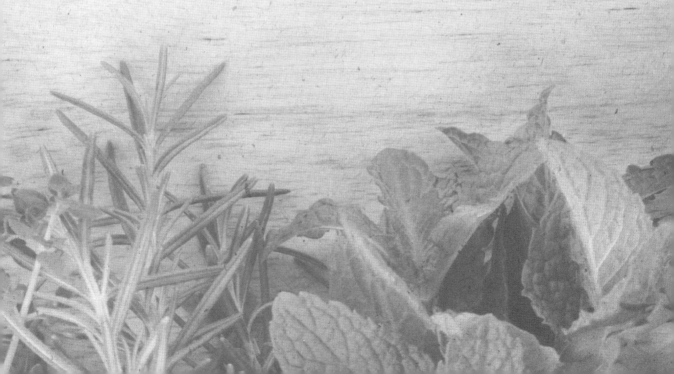

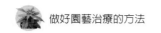

　　彙編本附錄的目的是為園藝治療師提供有助益的資料導引。附錄內容的設計是為多種方案類型和機構來提供特定的處理技術和策略。

　　內容包括四類方案：精神健康類、身體健康類、職業技能類和福祉類。每一類都表列三部分：一般診斷、處理重點和相應的園藝治療對策。對策（技能）是針對服務對象的特別需求而訂定。其中最後一類「福祉」不是依診斷而是以「福祉」的各面向（如 National Wellness Institute 2015 所記述）來整理。這些面向是職能、身體、社交、心智、精神和情緒。

　　注意有一些診斷會出現在數類計畫方案中，但各類方案有其合宜的相應對策。對於出現症狀（問題）但還未經正式診斷的個人，檢視有關的處理重點和對策是值得的。例如，小孩可能出現與 ADHD（注意力缺陷過動症）相似的行為，但也許未做正式的診斷。所顯示的處理重點、對策和技術或許就適合這小孩。

來源：由 Heather G. Benson 彙編

精神健康類（由 S. Sieradzki 及 C. LaRocque 提供）

診斷	處理重點	園藝治療對策
注意力缺陷過動症（ADHD）	• 分心，急躁易怒（刺激感應性），好爭辯。	• 分配很細的任務以提升注意力，透過全身的活動（如挖土、行走和提舉）來整合身體和腦部。 • 提供多樣的活動選擇可改善情緒和自尊。
對立性反抗症（ODD）	• 要為行動負責有困難，感到應該能夠控制情況和他人的行動，若做不到就有受挫感。	• 經持續的植物照顧，可鼓勵責任感和培養做回應。 • 把控制欲導向建設性的活動，如規劃一個個別園區空間的配置（layout）及做植栽選擇。 • 規劃一個團體園區（group garden），可以促成與同伴一起排解問題（problem-solving）的機會。
	安全議題：言語或身體的侵犯，拒絕服從指導。	防備：公平而鎮靜地設定規限並加以維護。當服務對象有行為惡化或侵犯性時，要知道並且運用安全規章。
焦慮症	• 過度憂慮，持續對身外環境的負面和恐懼感，思想扭曲。	• 將注意力轉離煩惱的念頭──植物是有趣而天然的激發力。
	• 心神不定和心理動作的躁動，因恐慌反應所引起的不舒服（急促淺呼吸、肌肉緊繃和心跳急促）。	• 用輕鬆的背景音樂。 • 經常有短暫的休息，可以伸腰或在溫室或園區走動，給身體出氣的機會。 • 鼓勵做溫和舒服的韻律動作──拌土、挖土，和除草。 • 有極度焦慮者宜使用有重量的材料，如在膝、腿上放一盤重的裝土盤。 • 吹散蒲公英的種子穗來練習放慢呼吸的技巧。
	• 盡最大的努力去避免會產生焦慮和煩惱的情況。	• 提供多種植物的選擇以增加控制感。 • 認明植物逆境（壓力）（乾旱、澆水過多、根系生長受限縮、光線不足）。 • 以特定植物來做擬人化，說出它們的感覺如何。協助調轉這感覺來對應焦慮，而非試著去逃避不舒服。

診斷	處理重點	園藝治療對策
憂鬱症 躁鬱症 （雙極情感障礙，對向性障礙） 重鬱症	• 憂鬱或急躁易怒的情緒，沒精打采，對活動缺乏興致，自尊低落，睡眠障礙，對未來無望，情緒狀態過度或麻木，感覺人不能掌控自己的生命。	• 準備植物作為分享的禮物。 • 以照顧植物來比擬為自我照護：「我們和植物都需要做什麼，才能生存和繁盛？」 • 照顧植物來獲得成就感。 • 提供多樣的材料選擇來培養控制感。
	• 動機力和精力低落，對平常活動缺少愉快，由於失樂症（快感缺乏）很難引發做什麼事。	• 讓服務對象先以觀看園藝活動為開始。 • 使用有趣、多彩，和／或香氣植物為活動材料。 • 鼓勵先從參加一小步的活動來提起興趣。
	• 自尊低落和自我效能的有限。	• 先藉著一定會成功的植物活動來提供正向的鼓勵。 • 選擇能耐受各種處理操作和照顧的植物，可用於居家照顧或送人的禮物。
	• 忽略衛生和打扮，食慾和睡眠障礙。	• 提供照顧植物活動來反映健康照顧的習慣，如為葉子除塵或清洗，枝條修剪，澆水，施肥和移植。
	安全議題：自殺意念，衝動，自殘。	防備：活動前、後要清點和管控工具和材料，使用無毒植物，不用尖銳物品，使用纖維花盆來替代塑膠或陶土材料。
精神分裂症和精神分裂感情型障礙（情感思覺失調症，精神分裂障礙）	• 妄想，思考障礙，言不及義（離題），聯想鬆散，非理性思考。	• 保持開放溝通並且努力與人連結。 • 避免糾正、批評、挑戰或對峙幻想。若因幻覺而被打斷，要冷靜地導回原議題或活動。若有恐懼，要再向服務對象確保此時此地是安全的。 • 使用大量的綠色植物並確保在活動空間內放置井然有序。
	• 妄想症（偏執狂）。	• 尊重服務對象的個人空間。除非由服務對象所引發或允許，否則應避免較親近的接觸（握手，擁抱）。 • 放有花園座椅或個別的活動小站，使有隱蔽感，但又能被監督到。

診斷	處理重點	園藝治療對策
	• 坐立不定。	• 可能的話允許服務對象在團體中走進走出。
		• 帶領整個團體從園藝活動中做短暫的走動休息，如把植物從溫室搬進或搬出。
	• 認知不足和紊亂。	• 簡化指令：一次一步驟。使用言語和示範型的多種引導方式。以服務對象的回應來查看瞭解程度。進行活動時應限制做選擇的次數。指示和討論要具體。
	• 對輕視和批評過度敏感，沒有抗壓性。	• 使用中性、正向及接納的言詞、面部表情和肢體語言。
		• 用植物來解說回應或給予溫和的指示。
	• 對感官刺激過度敏感，無能力控制不分心。	• 減低環境的感官刺激，消除雜亂。
		• 提供設計簡單而清楚的「綠」空間。
	• 衝動性和社交技巧差，獨占交談的機會，打斷或干擾別人講話。	• 再導引至手邊、附近的園藝活動。
		• 傳遞植物或花園物件給每個人，當傳到誰時表示輪到他或她說話了。
物質依賴或濫用（與使用毒品有關）的障礙症	• 在排毒過程中急躁易怒和坐立不安。	• 幫助服務對象發展出新而有意義的休閒技巧和嗜好。
		• 園藝可提供連結自然、修養心靈、照護和復育土地的機會。
	• 對難對付的情緒耐受性低，衝動性。	• 識別情緒並認識這些都是暫時性的。
		• 工作開始前，鼓勵他們數到三。
	• 解決問題的技巧差，對活動有半途而廢的傾向，容易有挫折感。	• 用植物來提供簡單的排解問題活動，例如，要把盆栽放在哪裡來方便澆水。
		• 逐次增長園藝活動的作業時間。
		• 訂下合理的短期目標。不計結果成效，對所做的努力給予肯定。
	安全議題：衝動性，身體知覺性受損、血壓和心跳的改變。	防備：監督銳利工具或材料的使用；以防備被當成武器。提供使用一般動作技能（挖土，提舉）的活動來改善身體知覺力。

診斷	處理重點	園藝治療對策
創傷後遺症 ——創傷後壓力症候群（PTSD）及邊緣性人格疾患（違常）	• 要非常努力地避免可能引起的恐慌發作。	• 認明能給予個人撫慰的園藝工作或空間，提供紓解的出口，來調整對恐慌或焦慮所引起的感覺。 • 提供多種選擇，並使用譬如「當你準備好的時候…」或「如果你願意這樣…」等言語。
	• 坐立不安及心理動作的躁動，因恐慌反應引起的身體不適（急促淺呼吸，肌肉緊繃及心跳急促）。	• 給身體紓解，例如經常短暫休息，在園中伸展或走動。 • 鼓勵做平靜舒適的韻律行動，如在園區中耙鬆土或清掃。
	• 過度警戒。可能的觸發因素：無預期或不舒服的被觸碰，很大的吵鬧聲或突然的移動。	• 盡可能避免可能觸發的因素。 • 利用園中噴水聲來減低園區外面的噪音干擾。 • 觸摸服務對象之前要先獲許可。 • 避免突發的移動和從背後接近服務對象。 • 若服務對象被意外觸發而致失常，要他們認明要做的園藝任務或要用的空間。
	安全議題：自殺意念及自殘行為（如割傷自己或吞食不能吃的東西）。	防備：活動前、後要清點和管控所有工具和材料。使用無毒植物。不用尖銳物品。小心注意個人使用的小物品以防止被吞食。
創傷性腦損傷 ——因意外、疾病或腦血管意外（中風）	• 認知缺損：短期記憶損害，具體思考處理障礙，混淆，排解問題的障礙。	• 簡化指令：一次一步驟。使用言語和示範型的多種引導方式。以服務對象的回應來查看瞭解程度。
	• 安全判斷的障礙。	• 進行活動時應限制做選擇的次數。指示和討論要具體。 • 增加對活動的支援、作業的結構和督導以確保安全。 • 把有認知困難的參與者搭配認知機能較高的參與者或搭配有能力的志工。 • 使用無毒性的植物。

身體健康類（由 S. Hall 及 M. Wichrowski 提供）

診斷	處理重點	園藝治療對策
左側腦血管意外（中風）	• 右側虛弱或麻痺。	• 以身體回應能忍受的最大程度來使用受損側，以得到最大恢復。
		• 若受損側沒有出現自主性動作，要提供功能輔助。
	• 視力或受影響。	• 若視力受到影響時，導引個人向園區或溫室配置方向看。
		• 依照 ADA（美國失能法案）的設計準則確保需要輪椅、助行架或拐杖的人有最大的可及性來親近田園空間。
右側腦血管意外（中風）	• 左側虛弱或麻痺（半身輕癱或半身不遂）。	• 以身體回應能忍受的最大程度來使用受損側，以得到最大恢復。
		• 若受損側沒有出現自主性動作，要提供功能輔助。
	• 左側忽視、無視或視域切割不全。	• 起初把東西放在視域中線。接下來的課程中，逐漸把東西移向左側以引起眼睛掃描的行為。
	• 衝動性。	• 有結構的活動使園藝治療師能管控工具及材料的觸及。在進入下一步活動之前，引導患者對自己說出活動步驟內容，或先數到三。
	安全議題：在衝動出現時工具安全是重要考量。	防備：督導工具的使用。如以穴播器打出植穴位置，而不用手指去指向哪裡打洞。
神經肌肉狀態：多發性硬化症（MS），帕金森症，格巴二氏症候群（Guillain-Barre syndrome），漸凍人（ALS），亨丁頓氏疾病（舞蹈症）	• 肌肉虛弱，顫抖，耐力下降，喪失精細動作技能，活動範圍。	• 把活動依難度分級來挑戰患者，但不要造成挫折感。如選用較大號穴格的苗來移植到容器，而不用小格穴的苗。這樣較易操作。
		• 把園藝工具的手把加墊或予以包裹。
	• 在多發性硬化症後期有視覺障礙。	• 重量有助於減低顫抖，如可選用較重的工具。
		• 設立方向指標並總是把園具放置在固定地方。

診斷	處理重點	園藝治療對策
	安全議題：曝露於高溫，脫水，受傷。	防備：避免在大熱天使身體過熱。選在上午較涼時去園區工作。提供及鼓勵參與者多喝水。若患者出現顫抖和知覺障礙時，使用尖銳的園具要特別小心。
骨科狀態：膝關節置換，髖關節置換，嚴重骨折，截肢。	• 恢復移動力和重返原先的生活角色。 • 疼痛。	• 與物理治療師共同處理從事田園作業時的站立耐力和活動情形。 • 做剪枝和插花的活動會帶來感官和認知上的注意，可分散疼痛的信號。
腦性麻痺（大腦癱瘓）	• 虛弱，肌強硬及攣縮，移動範圍的降低，精細動作技能的降低。	• 使用高架式花床和能用的園藝工具，來鼓勵自立，並選用生長耐力強的植物來作業。 • 為配合個人的能力，把活動依難度做分級。如允許較長的完工時間來移植一年生植物到園中。 • 有需要時，可在一些困難的步驟上提供身體上的協助。
脊椎狀態： 創傷（不完全損傷，完全損傷）	• 抓握困難。 • 體力降低。 • 體溫調節困難。 • 對光敏感。 • 知覺缺失。	• 把園藝工具的手把加墊或予以包裹，以減低滑脫。 • 工具手把套進有魔鬼氈袖口的護套來幫助抓握。 • 把水管或水槽水龍頭的一般轉把換成長手把以利抓握。 • 提供輕質、短柄的工具。 • 供應長柄剪刀或把剪定夾手柄加長。 • 身處戶外高溫時，要戴帽和穿上保護衣著，建議在陰涼處做間歇性休息，用噴霧瓶噴灑皮膚外表（臉、頸及手臂）來降低體溫，和保持濕潤。 • 有些治療藥物更會引起對陽光的敏感（起疹，曬傷）。塗抹防曬劑，戴帽及／或用衣物來遮蓋皮膚。 • 對熱和冷的知覺障礙或缺乏。也許皮膚曬傷還沒感覺到。在陽光下，皮膚會接觸到的深色表面要有覆蓋，像升高（高架）植床的邊緣。

診斷	處理重點	園藝治療對策
	• 向上的伸及力受限，身體的平衡降低。	• 用升高（高架）的植床和容器，讓患者易於使用。
	• 知覺系統受損。	• 使用多樣植物來引發反應：視覺、嗅覺、質感、聽覺、味覺。
創傷性腦損傷（TBI）	• 視覺缺失（視域切割不全，視敏度下降）。	• 個別製訂（客製化）的書面訊息要簡要，字體大、字型簡單、書寫在淺色紙上。 • 為視域切割不全的傷者設立「錨狀目的物」。如在園區環境中「使眼睛向左掃描，直到看見容器的邊緣」。有光敏感的傷者戴上太陽眼鏡。
	• 半身輕癱（不遂）。	• 引用單手工具，包括有「剪斷同時抓住」性能的剪定工具（cut and hold pruner）。
	• 站立平衡障礙。	• 提供園中工作的座椅（可移動式草坪座椅 lawn chair、長椅、滑板座椅 scooter、跪墊長椅 kneeling bench）。升高植床也可為站立工作時的穩定支撐。
	安全議題：傷害自己或別人。	防備：評估設備的安全使用，對於尖銳和動力工具要格外注意。給予適當的監督及訓練志工如何做安全的督導。

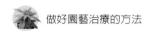

職業技能類
（由 S. Gallagher, J. Gabriel, 及 R. Haller 提供）

診斷	處理重點	園藝治療對策
創傷後壓力症候群（PTSD）	• 漫不經心，分心，衝動控管不良。	• 設計田園工作及植物生長空間，以創造一個安全可預測的環境；把會分散注意力的事物減至最少。
		• 提供可增進持久注意、讓人投入的活動，例如從播種到疏苗，到種植到玻璃容器（瓶栽）內，或照顧一個園圃的一系列活動。
	• 現實感檢測障礙。	• 利用刺激感官的活動來引領注意目前的現實。如採收薄荷來泡茶，種一盆芳香天竺葵，或插花。
	• 憂鬱，憤怒，焦慮，易怒，情緒擺動。	• 提供能展開自我安慰能力的園藝工作，如澆水、摘除枯花或除草。
		• 從田園照顧平行類比到自我照顧。
	• 服藥影響（如昏睡）。	• 在適當時提供休息。
		• 看管銳利工具的使用。
發展障礙／自閉症（ASD）	• 排序及遵從多步驟指令障礙。	• 一次示範一步驟來發展熟練度。
		• 給予清楚而簡要的溝通交流。
		• 允許額外的時間來進行操作。
		• 提供視覺提示卡來講解作業步驟。
	• 容易感到挫折；暴躁及崩潰。	• 重新引導到田園作業。
		• 時常給予獎賞以建立信心。
		• 經常給予適當的稱讚。
	安全議題：挫折容忍力低；在少或無預警下可能有攻擊性。	防備：使用動力工具時要密切看管，諸如割草機或修剪工具及田園手工具（特別是尖銳的工具）。

診斷	處理重點	園藝治療對策
	• 社交技巧無效。	• 示範和鼓勵健康的社交技巧，如做團隊合作、尊重相互的空間、共用工具及溝通交流有禮貌。
	• 對環境改變過度敏感。	• 建立園中的常規性作業方式，可能的話，時常保有相同的工作夥伴。
		• 園中作業的程序及方法必須跟工序分析一致，在工序和工作上要做最少的改變。
		• 對即將有的改變要給予充分的先前告示。
	• 對刺激（質感、光、氣味、聲音）的敏感度過高或過低。	• 以有效的庭園設計來創造安全、配置良好、舒適的環境。
		• 用花架、高植床、圍牆或植栽來做空間分隔，把環境紛雜降至最少。
	• 步態不順，使用助行工具。	• 提供寬闊的工作地方及無障礙通道。
	• 重複的行為（如：搖擺、拍手、拍打）。	• 溫和地把注意力重新導向身邊的任務工作。 • 從事重複性卻有目的之園藝工作如移植或除草。
中風，脊髓損傷（脊椎神經受傷），多發性硬化症（MS），帕金森病，截肢	• 溝通及瞭解言語指令的障礙。	• 給予一對一的互動。
		• 提供簡單、清楚的指令；避免使用居高對下的語調或言詞。
		• 要有耐心以及避免去終結他人的作業和語句。
	• 憂鬱，憤怒，挫折。	• 敏銳地把幽默風趣注入活動中。
		• 提供能有內建報償的作業，如種植一株盆栽（可看見日後的成長）。
		• 創造一頓田園餐或物品，可做分享、出售或贈送。
	• 社會退縮。	• 設立可以培育社交互動和同儕間相互訓練的團體活動。
	• 失去一般及精細動作技能。	• 舉辦由服務對象擔任「工作人員」的植物賣售市集。
	• 缺乏精力；容易疲倦。	• 示範並展示園具的使用，包括應用改良式園具來彌補失去的機能。
		• 監控活動的進行，必要時得修正活動長度。

診斷	處理重點	園藝治療對策
	• 使用輪椅和其他助行工具。	• 確認園區內處處可達,備有無障礙工作空間及通道。
	• 服藥所引起的光敏感。	• 在園區工作區及休息區都有足夠的遮陰。
創傷性腦損傷	• 記憶失落;專注、排序、規劃障礙。	• 給予簡單、清楚的指令。
		• 使用表列清單和廚房用定時器來提醒記憶。
		• 提供很有組織、標示良好、雜亂至低的工作空間。例如,儲放的植栽容器整理有序,並標示大小及容易拿到。
		• 在學習過程中,工序及活動要反覆練習。
	• 憂鬱,焦慮。	• 著重「真實可及」的工作環境,把照料植物當做每天例行的主體部分。
	• 不注意細部,衝動。	• 從事的活動有排解問題的需要,如繁殖季節性的植物、搭建花架,或栽種一片園圃。
	安全議題:衝動行為可致傷害。	防備:監督尖銳工具的使用。
	• 容易疲倦,頭痛,癲癇。	• 注意活動課程的長度和時常給予休息。
在少年司法制度下的青少年	• 漫不經心,分心。	• 活動採用例行的開場白來強調感官知覺的注意。或許可問「你們看到什麼?聽到什麼?聞到了什麼?」
		• 提供要求有持續專心的活動,諸如播種、插花,或設計園中的標籤和標示。
	• 創傷後壓力症候群(PTSD),憂鬱,焦慮,憤怒,攻擊性,衝動。	• 從事輕鬆的活動如澆水、摘除枯花,或盆植香藥草。
		• 參與耗費體力的活動如挖植床、舖放覆蓋物或翻拌堆肥。
	安全議題:憤怒,衝動,攻擊性行為可引起傷害。	防備:訓練安全使用尖銳用具和密切看管其使用。

診斷	處理重點	園藝治療對策
	• 低自尊，自我效能低。	• 從事包括研究、創造或排解問題的計畫，如設計及建置堆肥槽，或創作一個生產時程表來栽種做生菜沙拉用的原料供以後出售。
		• 讓已熟練活動的年輕人來指導此活動的新手。
	• 多疑，不信任。	• 以一對一或小團體的方式，與青年人共事培養信任。
		• 交流時要直接、真誠和不做主觀批判。
被監禁的成年人	• 因藥物濫用引發專注困難和遵從多步驟指令障礙。	• 提供簡單、清楚的指令；不要居高臨下的指令。
	• 缺乏有目標的活動。	• 提供含有社區服務的活動如生產食物給食物銀行，或造景美化監獄環境。
	• 憤怒，憂鬱，焦慮。	• 從事生產性又放輕鬆的活動如播種，澆水，除草，減除枯花或插花。
	• 低自尊，自我效能低落。	• 提供可發展熟練和自信感的活動。
		• 獨自照顧園圃，埋設噴灌系統，或指導別人自己熟練的作業。
	安全議題：傷害自己或他人。	防備：管控尖銳工具的使用。 • 製訂列表清單來管理記錄工具和材料。
	不信任人際關係。	• 溝通交流時要直接和誠實。
唐氏綜合症成年人	• 注意力短暫和容易分心。	• 把作業分成小而可實現的步驟。
		• 把田園或溫室空間安排劃分成明確不同的作業區塊。
		• 設立工作站以遠離過多噪音和雜亂。地點和／或設計要有目的。設計可包含花架、有背架的裝盆工作臺等等。
	• 依照作業順序及複雜步驟指令的困難。	• 一項作業詳細訓練之後，給服務對象提供圖形表格，在每一步驟完成後清點查訖。例如把花盆填土至頂緣，在中間挖個洞，把植物栽入洞中的適當深度，再把植物周邊的盆土以手指壓實，澆水。

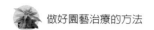

診斷	處理重點	園藝治療對策
		• 以口頭或其他指示來加強記憶。
		• 使用簡單的概念。
		• 從事經常性和重複性的作業來熟練技巧，如移植苗、澆水、摘除枯花、把工具放回原位。
	• 身體耐力受限，精細及一般動作技能的損害。	• 從事有目的之身體活動，例如把植物從溫室搬進或搬出。
	• 溝通技巧或有受損。	• 在以口頭說明作業活動時，給予視覺的示範。
		• 注意視覺線索，以瞭解服務對象欲出聲表達的意涵。
	• 自尊低落。	• 在給予充分的時間來熟練工作後，鼓勵個人相互指導。
	• 不合宜的社交互動。	• 把服務對象再導向手邊的園藝工作。對行為給予溫和、確定並一致的回應。
有腦性麻痺之成年人	• 精細及／或一般動作的技能受限。	• 劃定一處可到達、舒適及安全的工作場所。 • 提供輔助的改良式工具。
	• 溝通技巧或許受限。	• 採用多種交流方式來做有耐性和創意的示範。分享植物間微妙的溝通傳達；我們必須耐心去「看」它們正在交流什麼。
	• 視覺障礙。	• 維持通路的清楚和直接。
		• 所有工具和物件要維持在可看到和達到的範圍內。

身心福祉類（由 K. Kennedy 及 S. Taft 提供）

福祉面向	處理重點	園藝治療對策
職能面 從有意義的活動帶來滿足及成就感；包括在職和志工服務以及其他有意義的活動	• 功能性、可移轉的技能。 • 發現個人意義和目的。 • 有目的之作業。 • 有意義和相關的作業。	• 設計能有產品的課程活動，或能對服務對象居住環境或社區有所貢獻或改善的活動，諸如： ➤ 在公共區或餐廳插花。 ➤ 照顧在社區中的花園或室內植物。 ➤ 認養及照顧社區公園裏的花園。 ➤ 由園區創造可出售或捐贈的產品。 ➤ 主持庭園茶會讓服務對象能邀請家人、朋友、工作人員，或當地日間照護機構的孩童。 • 在園中實際做可使田園健康的實務、有意義的作業。
身體面 個人層面的體適能及健康生活方式的行為	• 控管食物、菸、酒的攝取。 • 訓練體力、耐力與柔軟度。 • 負起對個人福祉的責任。	• 利用田園來促進對健康食物的興趣： ➤ 從園中所收穫的製備成簡單的菜食並嚐試，如生菜沙拉、蔬菜的主副食及有香草加味的飲料。 • 示範和使用輔助型的改良式工具與田園的空間，使服務對象能有最大機會、獨立參與活動。 • 逐漸加大澆水容器或澆水量來改善體力。 • 增長園藝工作時間而不中斷休息，來改善耐力（或增長站立時間來改善站立或動態平衡）。
社交面 透過和諧的人際關係和友誼來貢獻自己的社區	• 人際溝通技術。 • 與其他人能相處。 • 排解問題以求更大益處。 • 孤立隔離。	• 安排的課程活動有互動，包括提供機會可以合作、目光接觸，和共用工具及材料。 • 把排解問題和做計畫納為課程內含的一部分。 • 在作業或活動之中包括討論，注重目光的接觸、言談清楚，和其他人際溝通的技巧。 • 在課程中有增進夥伴關係的機會。 • 納入熟悉的植物，讓服務對象可以分享其個人經驗和喜好。 • 製作芳香花束並用花語來表達服務對象之間互相見到的特質，或對照護者、對所愛的傳達的信息。

福祉面向	處理重點	園藝治療對策
		• 舉辦茶會來練習合宜的社交習慣。
		• 合力設計和建立仙女花園（fairy garden）。
心智面 使用創意來刺激心智和增進知識及技能	• 創造力施展的機會。	• 給予適量的選項來兼顧創意及做選擇的決定，如絲帶及花的顏色、組合盆栽植物及標籤式樣等。
	• 排解問題。	• 參看種子袋上的指示或栽培說明書的注意要點，來決定栽種方向。
	• 獲得新技能和知識。	• 向參與者說明作業內容及完成作業的必要步驟。
		• 規劃一個有主題的花園。
		• 挑選一些香藥草來研習，發現它們傳統的用法和傳說。
		• 探討個人的目標設定技巧和撰寫令生活更豐富的目標。
精神面 研究或探討生命的意義和目的以及瞭解比我們自己更宏大的事物	• 自我與行為選擇以及個人信仰的協和。	• 勘查在生態系統中的植物，例如在樹林區、原野，或水岸，來探索自然和我們自己內在和諧的平衡： ➢ 找尋在物種之間相互關係的連結。 ➢ 尋找自然界中的共生關係。
	• 情緒和個人信仰的調和。	
	• 包容他人的信仰。	• 在一處栽種「印地安三姐妹（玉米、豆子、南瓜）」的菜園。
		• 設計並栽種一處冥想庭園。
		• 創作一個以乾燥的植物材料來做路形的手指迷宮（finger labyrinth）。
情緒面 要意識到，接受和管理個人的感覺；應對壓力及發展自主獨立性	• 管理個人情緒。	• 增進對締造個人成長和改變過程中的覺察：
	• 在正向及可接受的方式下表現情緒。	➢ 在一節課目中有一部分是引導下的撰寫日記，或作為下一節課目。 ➢ 教導服務對象如何運用績效責任技巧來識別邁向個人目標的步驟。
	• 壓力管理技巧。	• 提升對壓力管理技術的察覺： ➢ 在園中除草（或其他重複性作業）前後，評估壓力的程度等級。

福祉面向	處理重點	園藝治療對策
	• 管理人際關係。	➤ 創造個人化的茶飲或香包袋，並討論香氣對福祉感覺的影響。 • 藉由分派小組來完成田園作業，提供排解問題及團體互動的機會。 • 使用田園的隱喻作為討論關係或情緒議題的催化劑，例如 ➤ 使用玫瑰花來表示從家庭和朋友得到的正向支持，而用玫瑰刺表示不支持的暗示和行為。 ➤ 「三姐妹菜園」表示支持的環境和關係。 • 當過度生長的枝條被切除移開時，修剪表示新生的機會。

備註：身心福祉這部分不像本附錄的其他部分以診斷來做分類，福祉部分提出的六個面向是依 National Wellness Institute 的定義。這些面向可應用於所有人，不論用園藝治療作為處理的理由是什麼。

更多 National Wellness Institute 對福祉的定義及資訊，詳見 *The Six Dimensions of Wellness*（採用資訊於 2015 年 6 月 30 日檢索）。

http://www.nationalwellness.org/?page=Six_Dimensions&hhSearchTerms=%22definition+and+wellness%22.

筆記欄

中英對照索引

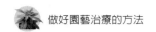

權威型（authoritarian） 73, 74

變因（variables） 107, 113

變通性（flexibility） 60

筆記欄

筆記欄

國家圖書館出版品預行編目資料

做好園藝治療的方法／曹幸之等編著；楊秀
麗總編輯. -- 初版. -- 臺北市：五南，
2019.11
　　面；　公分
　　ISBN 978-957-763-661-4（平裝）

1.職能治療　2.園藝學

418.94　　　　　　　　　108015273

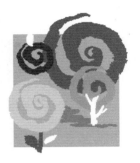

5N26

做好園藝治療的方法

作　　者 — 曹幸之、馮婉儀、陳瑞源、許榮輝

發 行 人 — 楊榮川

總 經 理 — 楊士清

總 編 輯 — 楊秀麗

副總編輯 — 李貴年

責任編輯 — 何富珊

封面設計 — 姚孝慈

出 版 者 — 五南圖書出版股份有限公司

地　　址：106台北市大安區和平東路二段339號4樓

電　　話：(02)2705-5066　　傳　真：(02)2706-6100

網　　址：https://www.wunan.com.tw

電子郵件：wunan@wunan.com.tw

劃撥帳號：01068953

戶　　名：五南圖書出版股份有限公司

法律顧問　林勝安律師事務所　林勝安律師

出版日期　2019年11月初版一刷
　　　　　2022年 8 月初版二刷

定　　價　新臺幣380元

Horticultural Therapy Methods: Connecting People and Plants
in Health Care, Human Services, and Therapeutic Programs
(Second Edition) / Rebecca L. Haller & Christine L. Capra /
ISBN: 9781138731172

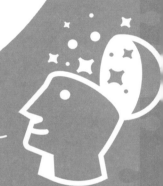
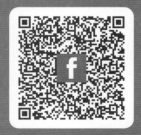

經典永恆・名著常在

五十週年的獻禮——經典名著文庫

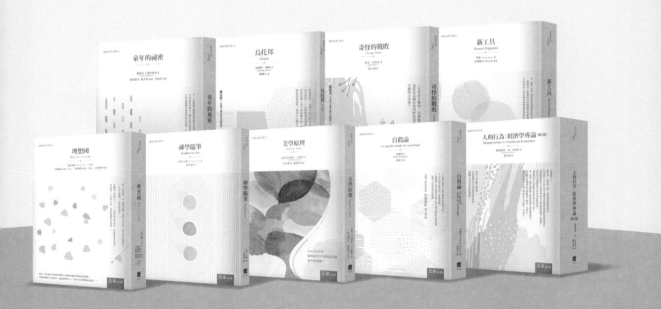

五南,五十年了,半個世紀,人生旅程的一大半,走過來了。

思索著,邁向百年的未來歷程,能為知識界、文化學術界作些什麼?

在速食文化的生態下,有什麼值得讓人雋永品味的?

歷代經典・當今名著,經過時間的洗禮,千錘百鍊,流傳至今,光芒耀人;

不僅使我們能領悟前人的智慧,同時也增深加廣我們思考的深度與視野。

我們決心投入巨資,有計畫的系統梳選,成立「經典名著文庫」,

希望收入古今中外思想性的、充滿睿智與獨見的經典、名著。

這是一項理想性的、永續性的巨大出版工程。

不在意讀者的眾寡,只考慮它的學術價值,力求完整展現先哲思想的軌跡;

為知識界開啟一片智慧之窗,營造一座百花綻放的世界文明公園,

任君遨遊、取菁吸蜜、嘉惠學子!